Michaela Grau

SCHLUCKSTÖRUNGEN

Basiswissen und Übungen für Betroffene, Angehörige, Pflegekräfte und Therapeuten

RATGEBER **SCHLUCKSTÖRUNGEN**

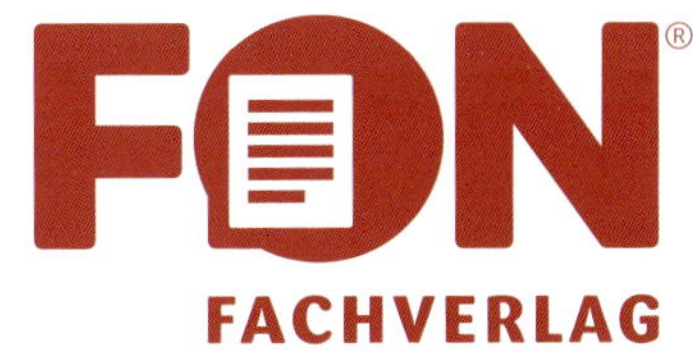

Über die Autorin

Michaela Grau, Jahrgang 1966, diplomierte Krankenschwester und Logopädin. Seit 2004 beschäftigt im FON Institut in den Bereichen Neurologie, Pneumologie, Akutgeriatrie, geriatrische Rehabilitation und Stroke unit – mit den Schwerpunkten Dysphagie, Dysarthrie und Aphasie sowie Vorträge und Fortbildungstätigkeit für therapeutisches, pflegerisches und ärztliches Personal.

Wir freuen uns auf Ihre Anregungen, Wünsche und Kritik unter:

FON Fachverlag
Hörnerstraße 4
87538 Bolsterlang
info@fonverlag.de

ISBN 978-3-943155-34-1
Alle Rechte vorbehalten
© 2014 FON Fachverlag, Bolsterlang
1. Auflage 2014

Das Werk und sein Teile sind urheberrechtlich geschützt. Jede Nutzung in anderen als den gesetzlich zugelassenen Fällen bedarf der vorherigen schriftlichen Einwilligung durch den Verlag. Hinweis zu § 52a UrhG: weder das Werk noch seine Teile dürfen ohne eine solche Einwilligung gescannt und in ein Netzwerk eingestellt werden. Dies gilt auch für Intranets von Schulen und sonstigen Bildungseinrichtungen.

Redaktionsleitung
Oliver Willikonsky
Layout
Sören Grochau
info@typo-orange.de
Fotos
Oliver Willikonsky Photo
Titelbild, Seite 22, 27, 29, 35: fotolia.com
Seite 20, 32, 37: Privat

Printed in Germany

Weitere Informationen über uns finden Sie unter: www.fonverlag.de

Die Küche ist das Herz eines jeden Hauses.

Beim gemeinsamen Essen und Trinken unterhält man sich, lässt den Tag Revue passieren, löst Probleme, teilt Sorgen, stellt neue Partner vor, lernt neue Menschen kennen oder findet Trost bei einem Lieblingsessen nach einem anstrengenden und aufwühlenden Tag.

Essen ist die emotionalste Sprache unseres Lebens, lehrt uns die Ernährungspsychologie. Noch bevor wir uns sprachlich in irgendeiner Art und Weise äußern können schlucken und schmecken wir die Welt.
Essen und Trinken verschafft uns Lust und Laune, kann uns aber im Falle einer Schluckstörung auch schaden.

Eine Schluckstörung kann das Essen mühsam, zeitaufwändig und gefahrvoll machen. Betroffene müssen oft sehr bewusst essen und trinken - was die Auswahl der Nahrungsmittel als auch die eigene Geisteshaltung betrifft. Der soziale Aspekt des Essens und Trinkens, nämlich die Kommunikation und die Gemeinschaft sind häufig beeinträchtigt. Dies führt zu einer beträchtlichen Einschränkung der Lebensqualität der Patienten sowie auch der Angehörigen.

Der vorliegende Ratgeber soll Ihnen als Betroffene, als Angehörige und Laien in verständlicher Sprache Ursachen, anatomische und physiologische Grundlagen sowie diagnostische, therapeutische und diätetische Möglichkeiten nahe bringen.

Inhalt

Der Schluckvorgang beim Gesunden - hochkomplex und ganz nebenbei

Wussten Sie, dass Sie bis zu 2000 mal am Tag schlucken? Und dass dabei 56 Muskelpaare zum Einsatz kommen? Und dass Sie ca. 1 mal in der Minute schlucken ohne dass Sie es merken?

Das Schlucken, der Garant für körperliches und seelisches Wohlbefinden bedarf also einer richtig aufwändigen Muskelarbeit und geschieht doch so ganz nebenbei, ohne dass wir diesem Ereignis viel Aufmerksamkeit widmen.

Erst wenn das Schlucken gestört ist und damit die orale Nahrungsaufnahme, rückt es in den Focus unserer Aufmerksamkeit.

Zum besseren Verständnis wollen wir uns mal den Schluckakt einer gesunden Person anschauen.

Damit man den Schluckakt überhaupt beschreiben kann, hat man diesen künstlich in 5 Phasen eingeteilt:

1. Phase: PRÄORALE PHASE

- Einkaufen
- Zutaten richten, auswählen, schälen, häckseln, schneiden
- Tasten, riechen, schmecken, sehen, hören
- Tisch decken usw.

Hier geht es also um alles, was ***vor*** dem eigentlichen Schluckvorgang statt findet. Wissenschaftliche Forschungen haben ergeben, dass die präorale Phase einen positiven Einfluss auf die später folgende „pharyngeale Phase", also die Rachenphase hat. Einkaufen, Zutaten richten usw. geben sozusagen einen weckenden, wachmachenden Impuls auf die Rachenmuskulatur, welche dann den Speisebrei kraftvoll in die Speiseröhre transportieren muss.
Deshalb ist es auch empfehlenswert, den Schluckpatient in die Vorbereitungen der Nahrungszubereitung, wie auch immer, mit einzubeziehen.

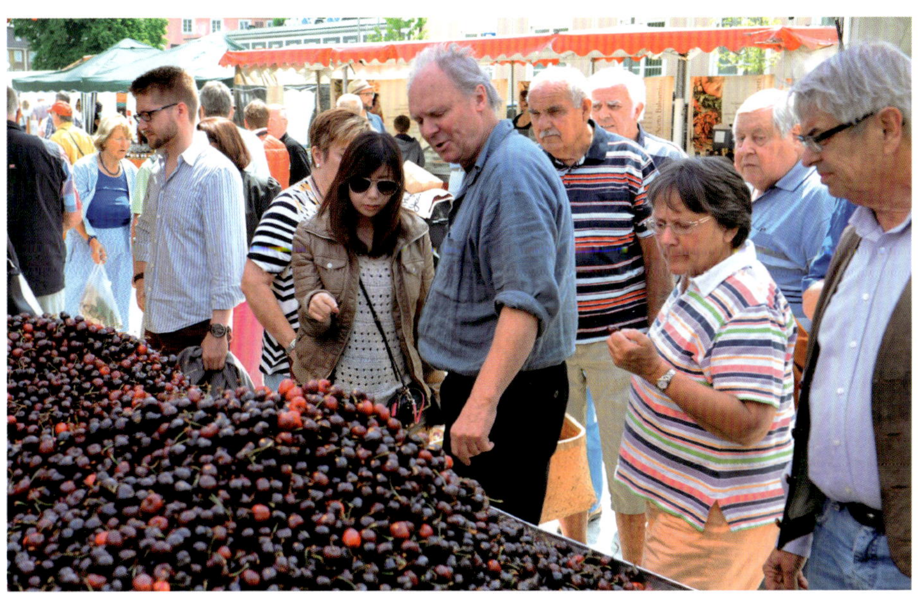

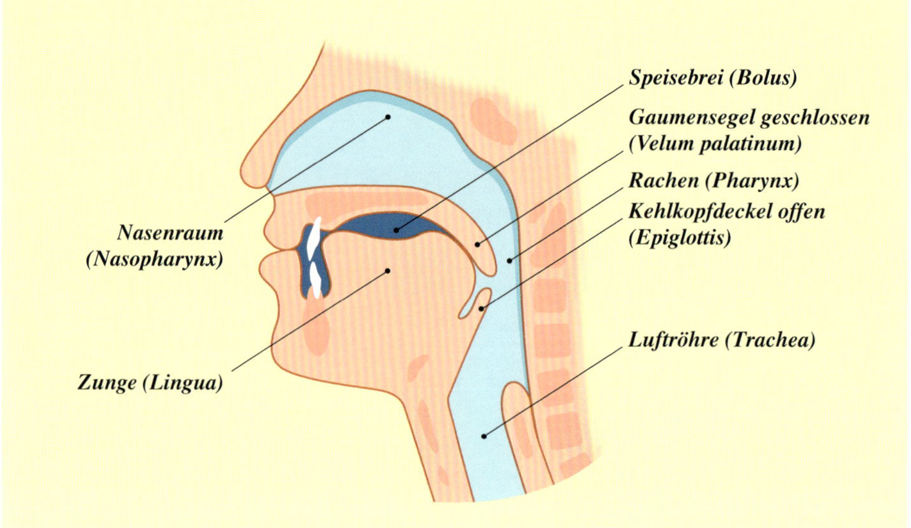

2. Phase:
ORALE VORBEREITUNGSPHASE (MUNDPHASE)

- Die Speise wird solange gekaut bis sie eine schluckbare Konsistenz hat.
- Produktion von Speichel und Magensaft.
- Die Zunge kontrolliert den Speisebrei und transportiert sie auf die Kauflächen der Zähne.
- Die Wangen müssen in Feinkoordination auf die Zungenbewegungen abgestimmt werden, denn sie halten durch einen angemessenen Tonus den Speisebrei auf den Kauflächen der Zähne.
- Das Gaumensegel senkt sich, damit kein Speiseteil unkontrolliert und vorzeitig in den Rachen gerät und so ein Verschlucken provoziert.
- Es bildet sich eine „Zungenschüssel“, in welcher der Speisebrei geformt und in eine schluckoptimale Position gebracht wird.
- Die Zungenbewegungen während der oralen Phase dienen als Indikator zur Auslösung des Schluckreflexes.

- Rezeptoren analysieren die Nahrung auf:
  - ***Größe*** (Ist mein Mundraum für diesen Bissen zu klein, sollte ich besser noch mal abbeißen?)
  - ***Geschmack*** (Schmeckt mir das überhaupt? Schmeckt es vielleicht irgendwie vergammelt? Sollte ich es wieder ausspucken?)
  - ***Konsistenz*** (Kann man das überhaupt beißen? Ist es weich, hart oder flüssig?)
  - ***Geruch*** (Riecht es angenehm oder komisch?)
  - ***Temperatur*** (Ist die Speise zu heiß, zu kalt?)
  - ***Fremdkörper*** (Sind da noch Knochen, Gräten oder sonstige nicht essbare Bestandteile zu spüren?)

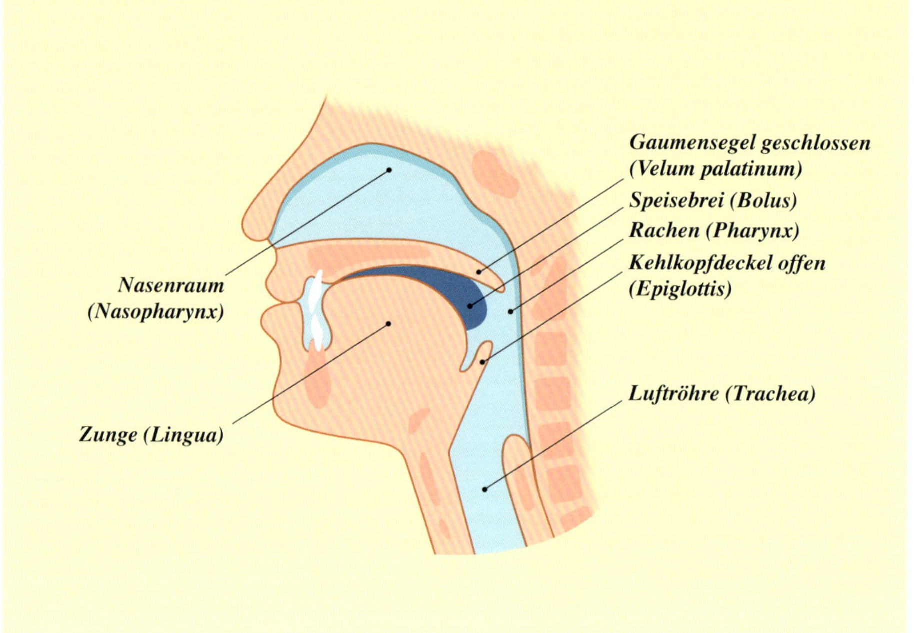

3. Phase:
ORALE TRANSPORTPHASE (MUNDPHASE)

- Hier wird der Speisebrei schwungvoll in den Rachen befördert. Dies geschieht durch wellenförmige Zungenbewegungen am Gaumen entlang in Richtung Rachen.
- Sobald der Speisebrei den Gaumenbogen, das Gaumensegel und die Rachenhinterwand berührt, wird der Schluckreflex ausgelöst. In diesen Bereichen befinden sich nämlich die sog. „primären Triggerareale“, in denen sich der Schluckreflex auslösen lässt.
- Gleichzeitig sollten Lippen und Kiefer geschlossen sein, damit kein Speisebrei nach vorne austritt.
- Der Tonus der Wangenmuskulatur erhöht sich, damit keine Speisereste in den Wangentaschen zurück bleiben.

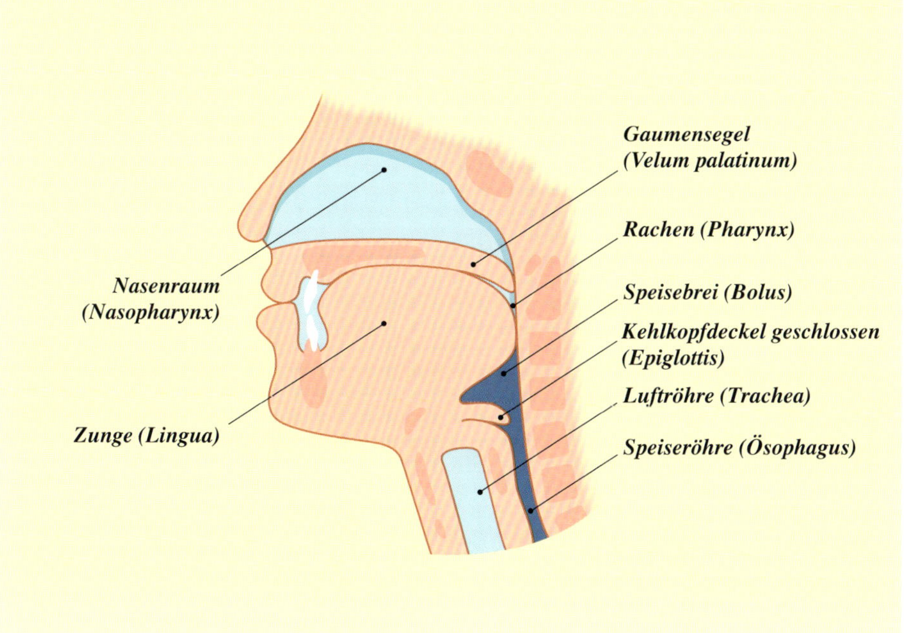

4. Phase:
PHARYNGEALE PHASE (RACHENPHASE)

- Ab jetzt kann der Speisebrei bzw. der Schluckvorgang nicht mehr willentlich gesteuert werden. Es beginnt nun also eine „reflexgesteuerte Bewegungskette“:
  - Innerhalb 1 sec. vollzieht sich der Transport des Speisebreis in die Speiseröhre.
  - Weil sich im Rachen Luft- und Speiseweg kreuzen, bedarf es eines besonderen Schutzes, damit nicht aus Versehen Speiseanteile in die Luftröhre geraten. Dies geschieht, indem sich der Kehlkopfdeckel auf den Kehlkopf senkt und die Luftröhre kurz verschließt. Auch schließen sich Taschenfalten und Stimmlippen, sodass wir quasi einen 3-fachen Schutz oberhalb der Luftröhre haben und währenddessen wir auch nicht atmen können.

- Auch jetzt kann noch ein Schluckreflex ausgelöst werden. Wie in der oralen Transportphase auch geschieht dies durch Zungenbewegungen, durch Geruchs- und Geschmacksreize sowie durch Berührungsreize.

- Das Gaumensegel hebt sich an und verursacht so eine Abdichtung des Nasenrachenraumes. Würde sich das Gaumensegel nicht heben, so könnte es sein, dass uns der Speisebrei in die Nase hoch steigt.

- Nacheinander kontrahiert sich die 3-teilige Rachenmuskulatur und drückt den Speisebrei in Richtung Speiseröhre.

- Durch die obere Zungenbeinmuskulatur wird der Kehlkopf ca. 2–3 cm nach oben-außen gezogen. Dadurch öffnet sich die Speiseröhre und der Speisebrei kann sicher hinein gleiten.

- Sobald der Speisebrei in der Speiseröhre ist, wird der Luftweg wieder geöffnet. D. h. der Kehlkopf geht wieder in seine tiefe Stellung zurück, die Stimmlippen sowie Taschenfalten und Kehlkopfdeckel öffnen sich und man kann wieder atmen.

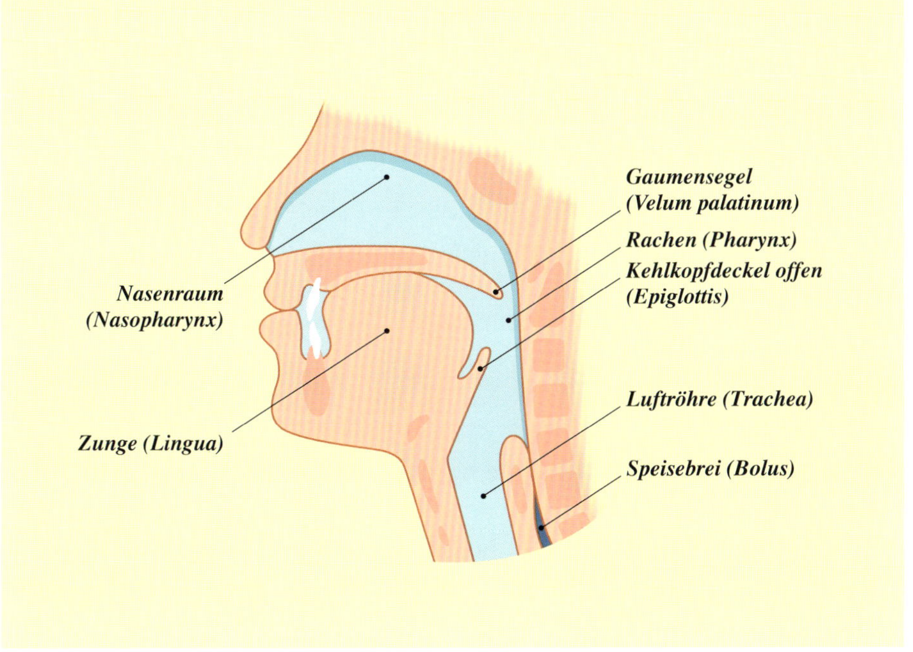

5. Phase:
ÖSOPHAGEALE PHASE (SPEISERÖHRENPHASE)

- Der Speisebrei wird in ca. 8–20 sec. in den Magen transportiert.
- Dehnungsreize, welche der Speisebrei verursacht stimulieren in der Speiseröhre peristaltische Wellen, die wiederum den Speisebrei zügig Richtung Magen bringen.
- Im Magen beginnt dann die Verdauung.

Anhand der Schluckphasen sehen wir, wie kompliziert unser Schlucken ist. Ist in irgendeiner Phase ein Defizit, so kommt der ganze Ablauf aus dem Tritt. Dann sprechen wir von einer Dysphagie bzw. einer Schluckstörung!

Die Definition von Schluckstörungen

DYSPHAGIE = SCHLUCKSTÖRUNG

Der Wortstamm kommt vom griechischen „phagein“ = fressen, essen.

Wir kennen vielleicht noch aus dem Biologieunterricht die sog. *Phagozyten,* also die *Fresszellen,* welche uns die bekannten Eiterpickel bescheren.

Dysphagie bezeichnet also eine *„Irritation des Essens“.*

Das gefürchtete Kardinalsymptom ist die Aspiration!
Hier geraten unter heftigem Husten Nahrung, Flüssigkeit oder Speichel in die Luftröhre und damit in die tiefen Atemwege.

Besonders heimtückisch ist die sog. „stille Aspiration“. Hier ist der Hustenreflex ausgefallen und das Hustenereignis als Signalgeber bleibt aus. Die Aspiration bleibt unentdeckt und verursacht schwere Lungenentzündungen.

Diese wiederum belasten den Patient noch zusätzlich zu seiner Primärerkrankung und werfen ihn oft in vielen Modalitäten seines Aktiv-seins zurück.

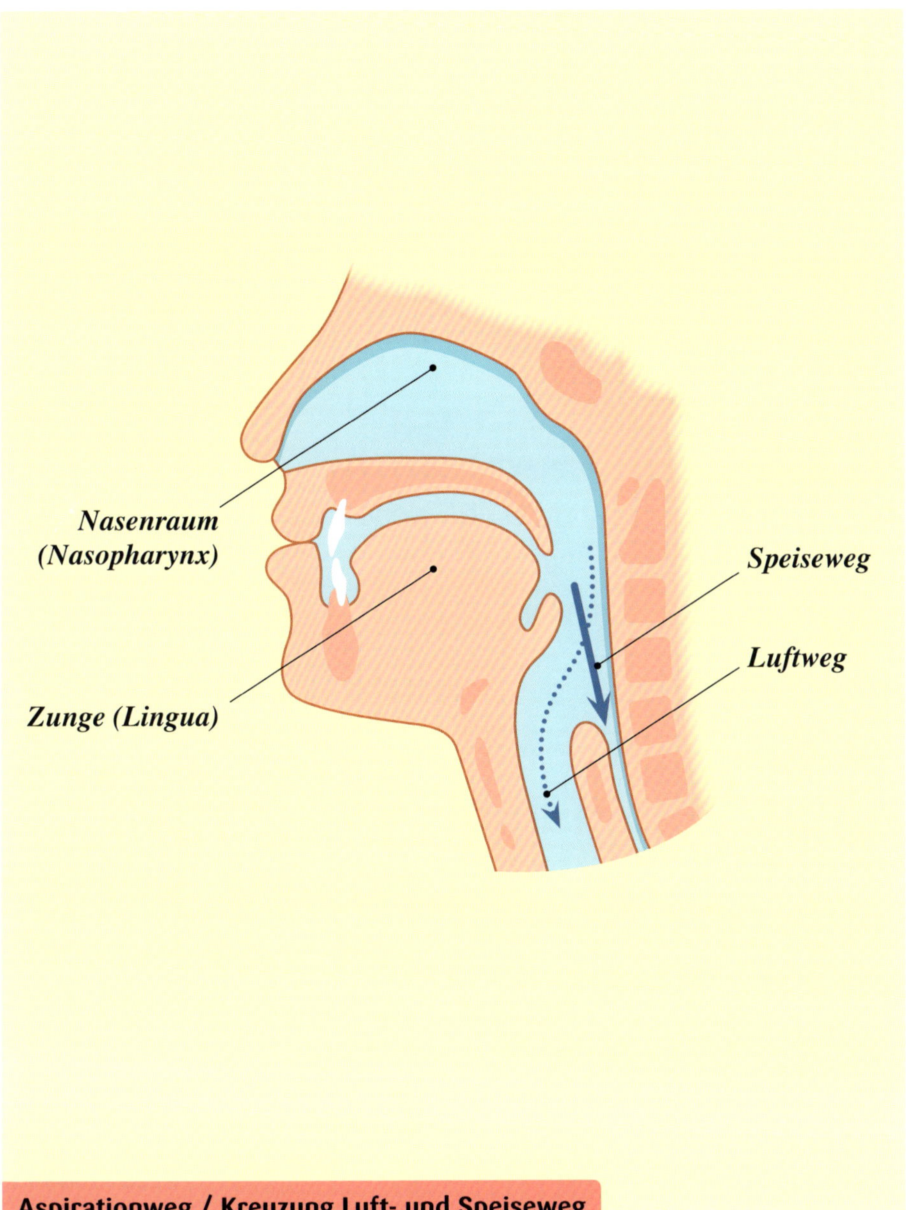

Aspirationweg / Kreuzung Luft- und Speiseweg

RATGEBER SCHLUCKSTÖRUNGEN

Einteilung von Schluckstörungen und Ursachen

Man unterscheidet zwischen:

- Oropharyngealen Dysphagien
- Neurogenen Dysphagien
- Psychogenen Dysphagien

Oropharyngeale Dysphagien

sind Schluckstörungen, die in der Regel durch strukturelle Beschädigungen an der schluckrelevanten Muskulatur entstehen, also durch Gewebeveränderungen aller Art.

Dazu gehören u.a.:

- Tumore im Mund-, Rachen- und Kehlkopfbereich.
- Schädigungen bzw. Operationen im Bereich der Halswirbelsäule.
- Chemotherapie, Strahlentherapie, die das Gewebe verhärten, unelastisch und gefühllos machen.
- Verletzungen, Traumata, Verätzungen, Verbrennungen.
- Struma, also eine krankhafte Vergrößerung der Schilddrüse.
- Lippen-Kiefer-Gaumen-Spalten.
- Schleimhaut-Defekte.
- Mundtrockenheit.
- Langzeit-Intubationen.
- Bildung von Fisteln zwischen Speise- und Luftröhre.

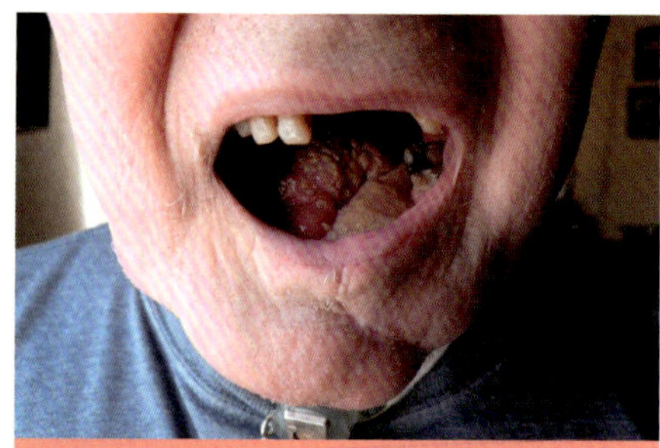

Patient mit postoperativer schwerer Schluckstörung nach Zungen-Karzinom.

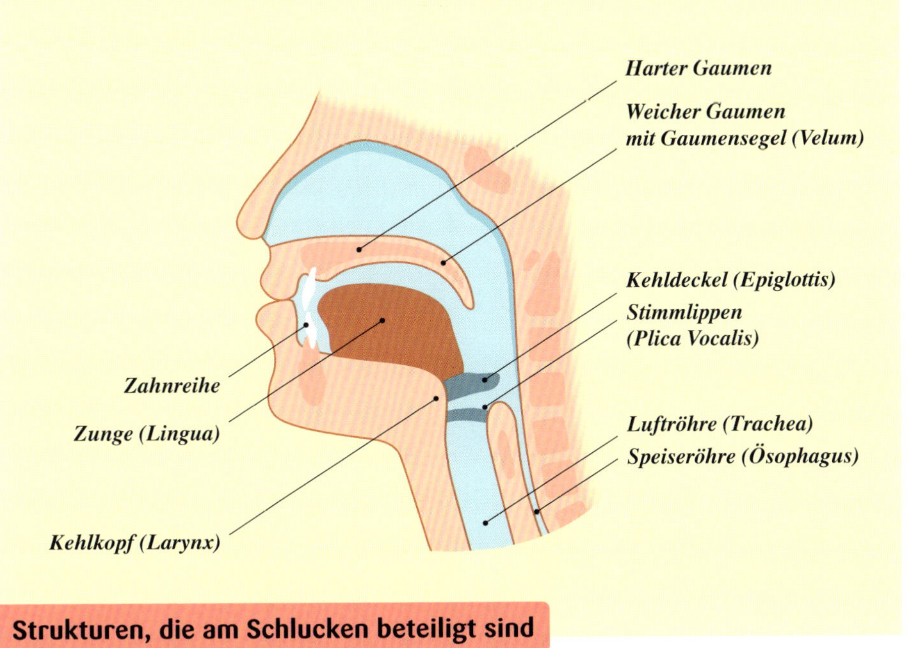

Strukturen, die am Schlucken beteiligt sind

RATGEBER SCHLUCKSTÖRUNGEN

Neurogene Dysphagien

sind Schluckstörungen, die als Folge einer neurogenen Schädigung, also einer Schädigung von Nerven entstehen.

Dazu gehören u.a.:

- Schlaganfall
- Schädel-Hirn-Trauma
- Morbus Parkinson und Morbus Alzheimer
- Multiple Sklerose
- Amyotrophe Lateralsklerose
- Gehirnentzündungen
- Vergiftungen
- Als Nebenwirkung von Medikamenten, z.B. Neuroleptika, Sedativa

Psychogene Dysphagien

sind Schluckstörungen, die in Folge einer veränderten psychischen Befindlichkeit auftreten.

Dazu gehören u.a.

- Anorexia nervosa (Magersucht)
- Bulimie (Ess-Brech-Sucht)
- Phagophobie (Angst vor dem Schlucken, z.B. nach traumatischen Erlebnissen)

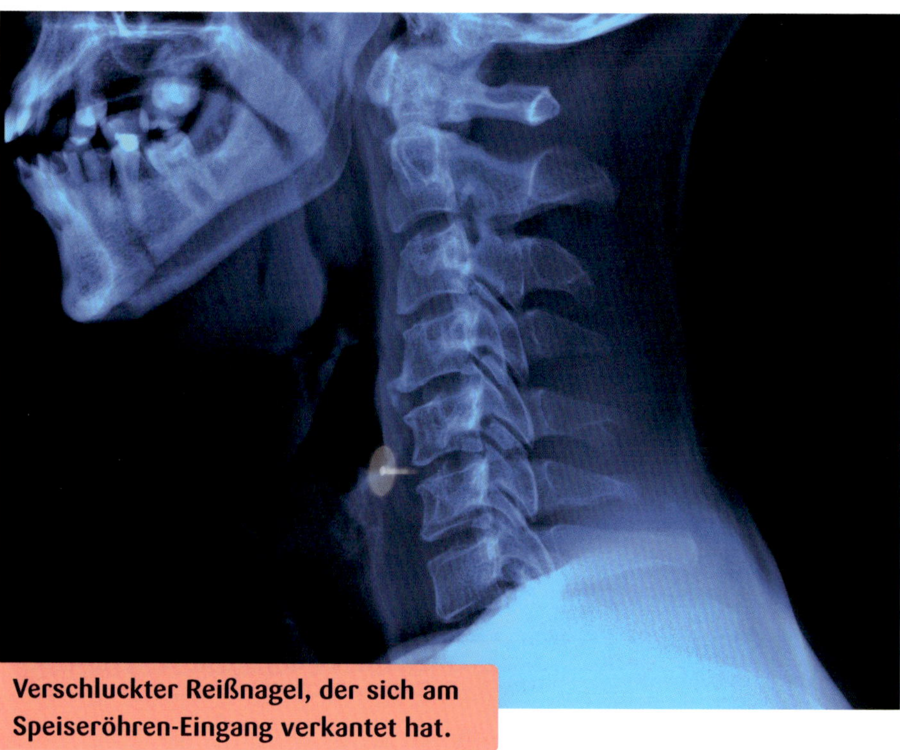

Verschluckter Reißnagel, der sich am Speiseröhren-Eingang verkantet hat.

Pathologie des Schluckens

Nun mag man sich fragen, was alles an den schluckrelevanten Strukturen gestört sein könnte.

Hierzu u. a. einige erleuchtende Beispiele:

- Unkontrolliertes Entgleiten des Speisebreis aus dem Mund.
- Vorzeitiges Abgleiten des Speisebreis in den Rachen.
- Kaustörung.
- Störung der Zungenschüsselung, bedingt durch eine Lähmung der Zunge.
- Gestörter Transport der Nahrung durch Unbeweglichkeit oder Strukturdefizite der Zunge.
- Lähmung des Gaumensegels, dadurch Hinaufsteigen der Nahrung in die Nase.
- Eingeschränkte Kehlkopf-Hebung.
- Schwache Kontraktion der Rachenmuskulatur, dadurch „Hängenbleiben“ der Speise im Rachen.
- Öffnungsstörung des oberen Speiseröhren-Eingangs.
- Verzögerte oder gar fehlende Auslösung des Schluckreflexes.

Symptome einer Schluckstörung

- Husten vor, während oder nach dem Schlucken,
- aber auch Ausbleiben von Husten.
- Übermäßiger Speichelfluss, der unkontrolliert aus dem Mund fließt oder in den Rachen läuft. Dies geschieht, wenn der immer neu nachproduzierte Speichel nicht beständig abgeschluckt wird und sich so in der Mundhöhle sammelt.
- Größere Speisereste auf und unter der Zunge oder in den Wangentaschen.
- Unkontrollierter Austritt von Speisen aus dem Mund oder aus der Trachealkanüle.
- Eine „gurgelnde, nasse" Stimmqualität. (Der berühmte Frosch im Hals).
- Reduzierte Kaufrequenz.
- Ewig langes Behalten der Speise im Mundraum.
- Reduzierte oder sogar ausbleibende Hebung des Kehlkopfes während des Schluckvorganges.
- „Hochsteigen" der Speise in die Nase, häufig begleitet von heftigen Niesattacken.
- „Stecken- oder hängenbleiben" der Nahrung im Hals.
- Druckgefühl oder Brennen hinter dem Brustbein nachdem man geschluckt hat.
- Atemnot, bis hin zum Blauwerden.

Außerdem noch:

- Bronchiale Verschleimung.
- Unklares Fieber.
- Hohe Entzündungswerte im Blut.
- Stimmveränderungen.
- Kurzatmigkeit.
- Immer wieder auftretende Lungenentzündungen.
- Gewichtsabnahme durch Mangelernährung.
- Verwirrtheitszustände und Verschlechterung der Allgemeinmotorik durch Flüssigkeitsmangel.
- Nahrungsverweigerung („Wenn das Essen so anstrengend ist, ess' ich lieber gar nichts!")
- Vermeideverhalten – Restaurantbesuche oder gemeinsames Essen mit Freunden oder Angehörigen werden vermieden.

Um der Nahrungsaufnahme wieder den ursprünglichen Genuss zu geben und auch um das Aspirationsrisiko möglichst gering zu halten, sollten Personen mit Schluckproblemen einige Regeln einhalten. Diese Regeln sind für Schluckpatienten extrem wichtig, deshalb wollen wir sie nun ausführlich behandeln.

Ess- und Trinkregeln

Aufrechte Sitzposition (90°) – der Patient sollte aufrecht am Tisch sitzen, vielleicht mit einem Kissen im Rücken um ein Zurückfallen in den Rollstuhl zu vermeiden.

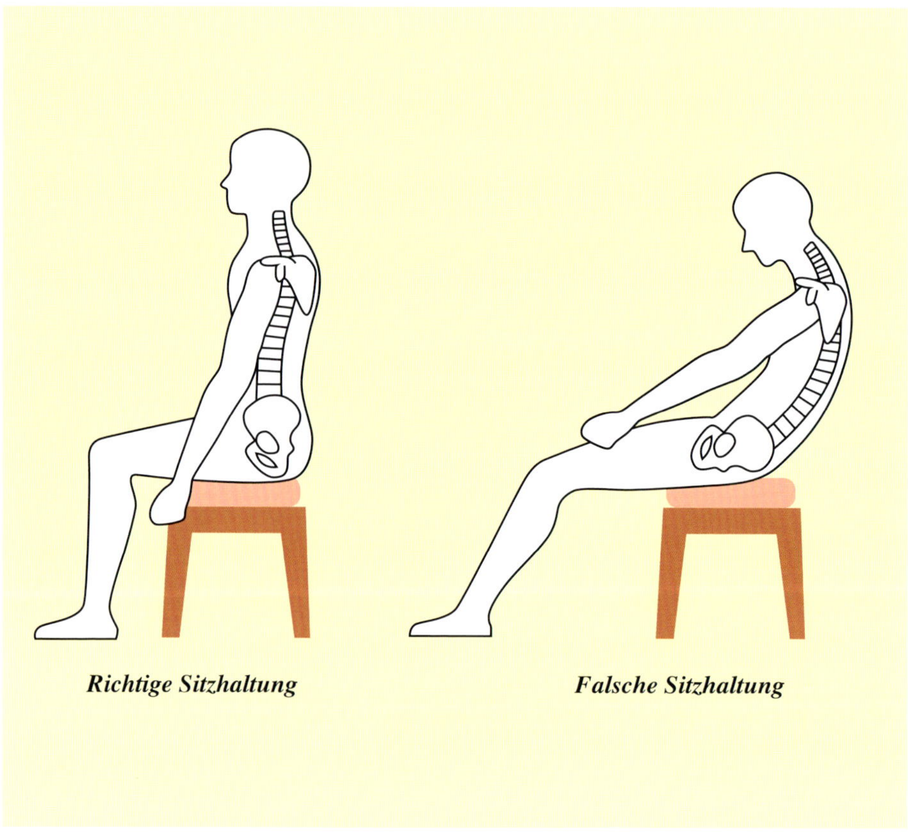

Richtige Sitzhaltung   *Falsche Sitzhaltung*

Falls der Patient zu den Mahlzeiten im Bett verbleiben muss, sollte auch hier die 90°-Sitzposition so weit wie möglich eingehalten werden. Das Kopfteil des Bettes muss ganz aufgestellt und der Rücken zusätzlich mit Kissen oder Polstern stabilisiert werden. Wenn möglich, sollte das Fußende des Bettes nach unten verstellt werden. Ist dies nicht möglich, können die Beine mit einer zusätzlichen Knierolle entlastet werden.

Kopf nach unten neigen – Kinn Richtung Brust kippen. So kann sich der Kehlkopf leichter nach oben heben. Achtung! Keinen „Geier-Hals“ machen – nicht den Kopf geradeaus nach vorne strecken, denn dies kann wieder zum Verschlucken führen.

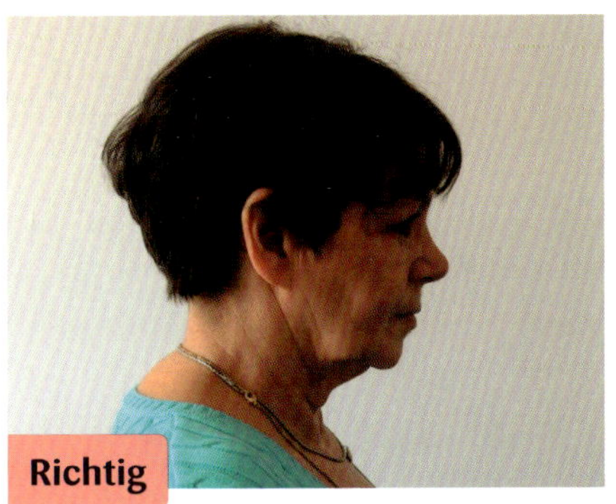

Richtig

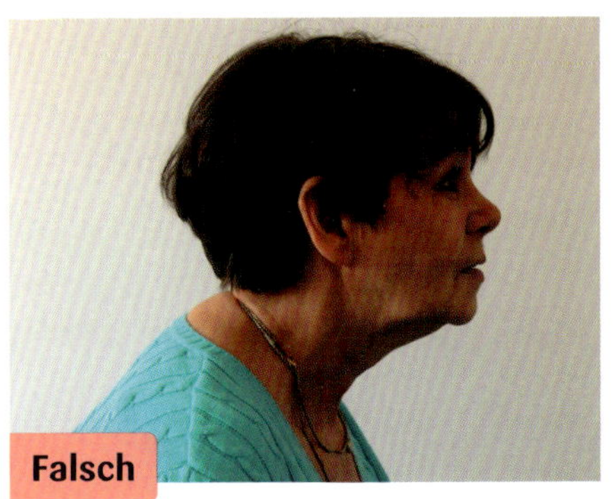

Falsch

Zahnprothesen fest fixieren – notfalls mit Prothesenhaftkleber.

Beim Essen nicht sprechen – andernfalls könnten schnell Speiseteile unkontrolliert in den Rachen rutschen und einen Hustenanfall auslösen.

Das Esstempo reduzieren – nach jedem Bissen das Besteck ablegen, in Ruhe kauen und mit nach unten geneigtem Kopf schlucken. Dann wieder das Besteck aufnehmen. Auf diese Weise vermeidet man „stopfen und hamstern“.

Nach jedem Bissen noch 1–2 x nachschlucken.

Bolusmenge anpassen – nicht zu große Speisemengen auf einmal in den Mund geben. Manchmal ist es empfehlenswert, einem Esslöffel lieber einen Teelöffel zu nehmen.
Zu große Speisemengen können zum Verschlucken führen.

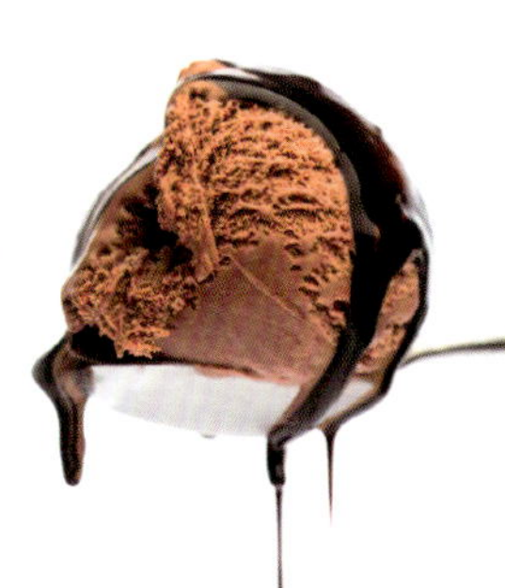

Ausreichend kauen und einspeicheln.

Lippenschluss während des Kauens und Schluckens.

Trinken mit Nasenbecher – der Nasenbecher hat eine kleine Aussparung am Becherrand. Er verhindert, dass der Kopf während des Trinkens nach hinten überstreckt wird und Flüssigkeit unkontrolliert in den Rachen läuft. Einen Nasenbecher kann man im Sanitätshaus käuflich erwerben. Falls kein Nasenbecher vorhanden ist, kann man sich vorerst mit dem Trinken aus einem Strohhalm behelfen.

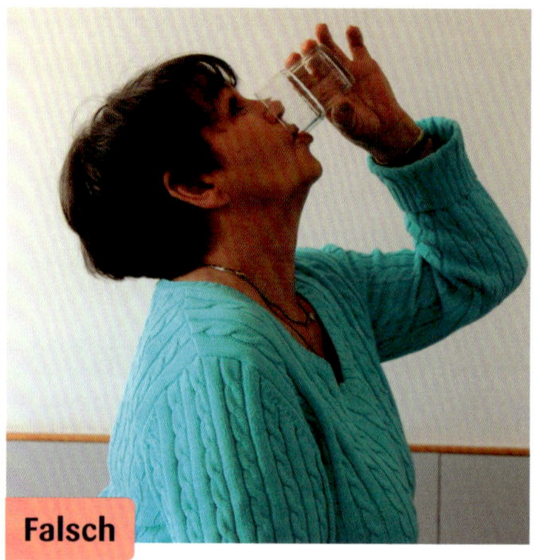
Falsch

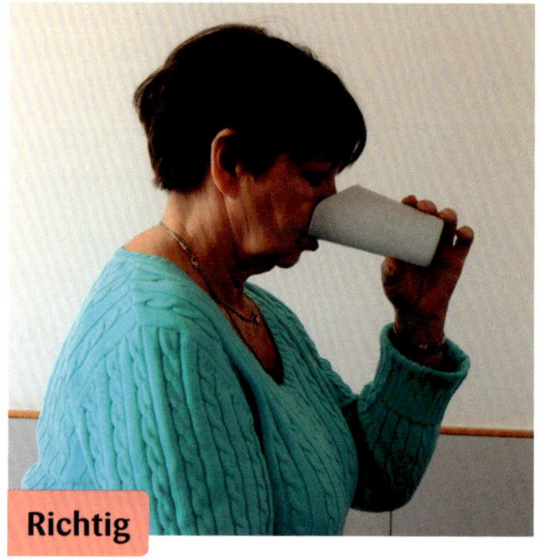
Richtig

Feste und flüssige Konsistenzen niemals gleichzeitig, sondern immer nacheinander schlucken. Also z.B. erst ein Bissen Brot schlucken, danach dann den Schluck Kaffee.

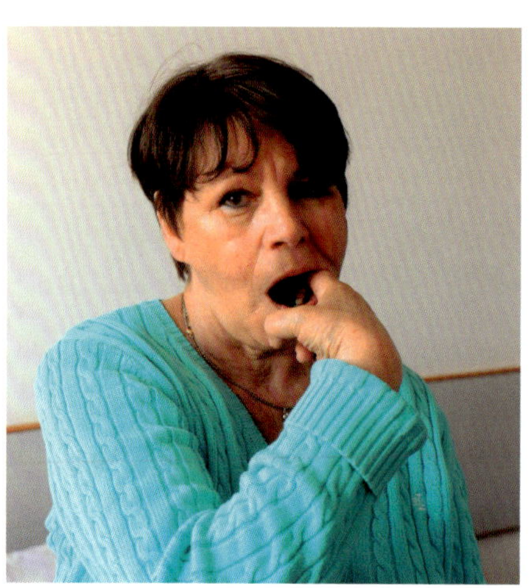

Mundpflege nach jeder Mahlzeit – Speisereste mit dem Finger entfernen, Mund und Prothesen ausspülen.

Nach der Mahlzeit ca. 20 min. sitzen bleiben – um einen Rückfluss des Mageninhalts in die Speiseröhre (Reflux) zu vermeiden.

Schlucken im Alter

Im Alter können verschiedene Abbauprozesse eintreten, die das Schlucken manchmal beschwerlich machen.
Das Knorpelgewebe des Kehlkopfes verknöchert, was die Kehlkopfbewegungen einschränken kann.
Das Muskel- und Bindegewebe im Halsbereich wird steif und unelastisch.
Die Übertragungsgeschwindigkeit der Nerven nimmt ab. Der Mensch wird allgemein langsamer und das Schlucken eben auch.

Veränderungen an den Hirngefäßen (z.B. Arteriosklerose) wirken sich negativ auf den Schluckvorgang bzw. die Schlucksteuerung aus.

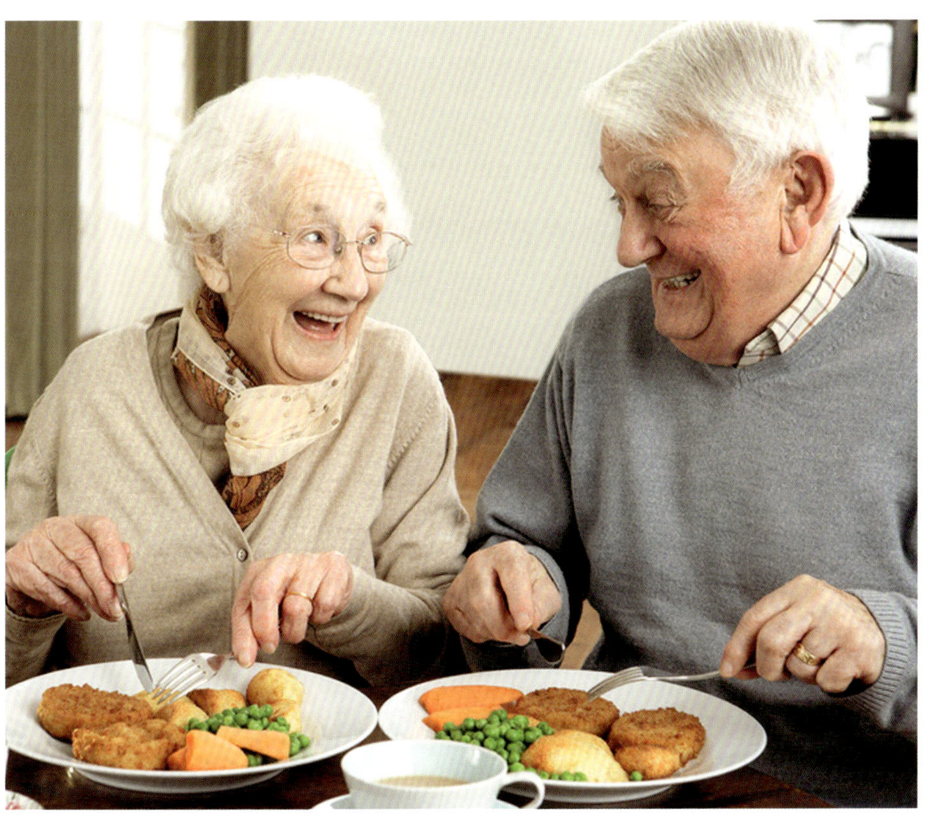

Oft nehmen ältere Menschen viele Medikamente zu sich, was sich als Nebenwirkung wiederum beeinträchtigend auf die Speichelproduktion auswirkt.
Ebenso häufig liegt ein mangelhafter Zahnstatus vor oder die Zahnprothesen passen nicht richtig. Dadurch verändert sich auch die Stellung der Kiefer zueinander. Gutes Kauen der Nahrung ist daher kaum noch möglich.

Natürlich summieren sich im Alter die Schwierigkeiten.
So findet man manchmal nicht die *eine* Ursache, sondern ein ganzes Konglomerat an Ursachen, die sich wechselseitig potenzieren und zu einer Schluckstörung führen können.

PEG-Anlage: Lebenserleichterung oder Lebensverlängerung?

Manchmal kann eine Schluckstörung so gravierend sein, dass eine orale Nahrungszufuhr zeitweise oder dauerhaft unmöglich ist. Die Beschwerden haben zur Folge, dass der Patient zu wenig isst bzw. trinkt und einen Mangelzustand erleidet.

Auch kann aus Sicherheitsgründen, z.B. einer Aspiration die orale Nahrung kontraindiziert sein. In diesen Fällen kann dem Patient mit einer PEG-Anlage, also einer Magensonde geholfen werden.

PEG = **P**ercutane **e**ndoskopische **G**astrostomie.
Dabei wird endoskopisch eine kleine Sonde über die Bauchdecke in den Magen gelegt und dort fixiert.
Spezielle Sondennahrung und Flüssigkeiten werden dem Patient nun über diese Magensonde zugeführt. In Absprache mit dem Patient bzw. dessen Angehörige und nach Abwägung von Faktoren wie Allgemeinzustand, Krankheitsprognose, Schweregrad der Schluckstörung und Dauer der Schlucktherapie kann der behandelnde Arzt nun eine stationäre Einweisung in eine Klinik veranlassen.

MERKE: Niemand bekommt eine PEG-Anlage, wenn er es nicht will!

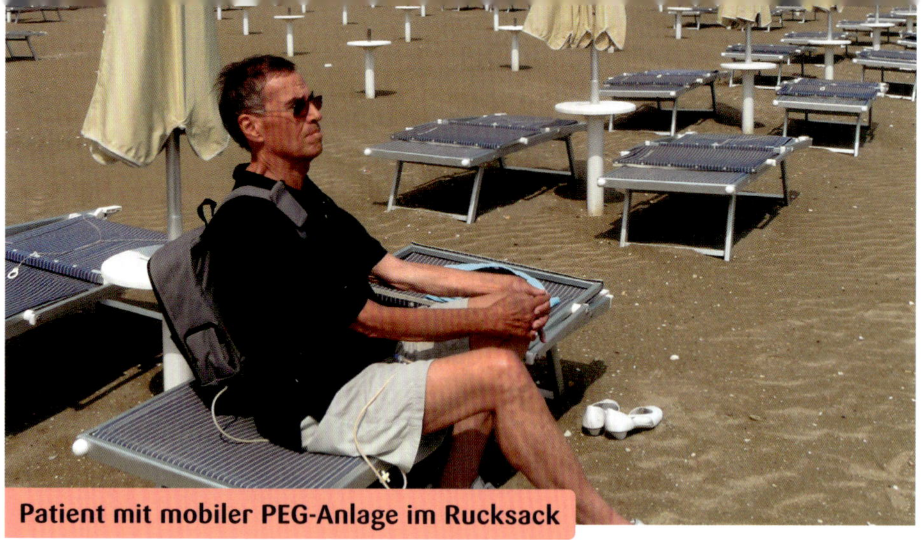
Patient mit mobiler PEG-Anlage im Rucksack

Um Entscheidungsprozesse zu erleichtern, empfiehlt es sich, die jeweiligen Vor- und Nachteile zu begutachten:

Vorteile einer PEG:

- Die Sonde kann ohne viel Aufwand wieder entfernt werden. Ein operativer Eingriff ist dafür nicht notwendig.
- Der gesamte Mund-, Rachen-, Kehlkopfbereich sowie Speiseröhre werden entlastet.
- Es ist eine zeitnahe Schlucktherapie möglich.
  Der Patient ist belastbarer, da eine ausreichende Nahrungszufuhr gewährleistet ist.
- Man muss keine Angst mehr haben, dass der geliebte Mensch verhungert und frühzeitig verstirbt.
- Die Gefahr von Lungenentzündungen aufgrund der Schluckstörung reduziert sich erheblich.

Nachteile einer PEG:

- Es gibt ein „Loch im Bauch“ - eine kosmetische Einschränkung.
- An diesem künstlich herbeigeführten Loch kann es natürlich auch zu Infektionen kommen. Im schlimmsten Fall zu Bauchfellentzündungen, die wiederum antibiotisch behandelt werden müssen.
- Trotz nicht-oraler Ernährung kann es eben doch zu Lungenentzündungen kommen, nämlich wenn Speichel oder Magensekret in die Lunge gerät. Eine 100%ige Sicherheit gibt es leider nicht.
- Die Tagesstruktur ist erheblich beeinträchtigt. Statt der gemeinsamen Mahlzeiten am Tisch gibt es nun die Sondennahrung, welche über ein Dosierungsgerät mehrere Stunden am Tag in den Magen läuft. Dies könnte als schwere Beeinträchtigung der Lebensqualität empfunden werden.
- Man braucht eine weitere Person (Angehöriger oder Pflegekraft), die alle 2 Tage einen Verbandswechsel durchführt.

In einer Patientenvollmacht kann der Wille des Patienten schriftlich fixiert werden, der dann für Ärzte, Pflegepersonal, Therapeuten und Angehörige bindend ist.

Die ethische Problematik bei Menschen mit schwersten, unheilbaren Krankheiten oder bei Sterbenden muss immer individuell und im Sinne der betreffenden Person gelöst werden.

Aspiration und die Folgen für die Lunge

Aspiration heißt, dass Speichel und/oder Speise in die Lunge geraten. Die häufigste Folge ist dann die Aspirationspneumonie, also die Lungenentzündung.
Zunächst mal muss gesagt werden, dass jeder Mensch täglich kleine Mengen aspiriert, auch der „Normalschlucker". Der gesunde Mensch hat jedoch in der Regel ein intaktes Immunsystem und intakte bronchopulmonale Abwehrmechanismen.
Aspiriert der gesunde Mensch allerdings größere Mengen Speise, so bekommt auch er ein Lungenproblem und muss ärztlich behandelt werden.
Über 50% der Schlaganfall-Patienten entwickeln innerhalb eines Jahres eine Aspirationspneumonie. Häufig finden sich im Aspirat Keime aus dem Mund- und Rachenraum. Dies bedeutet, dass man größte Sorgfalt bei der Mundpflege des Patienten walten lassen sollte.

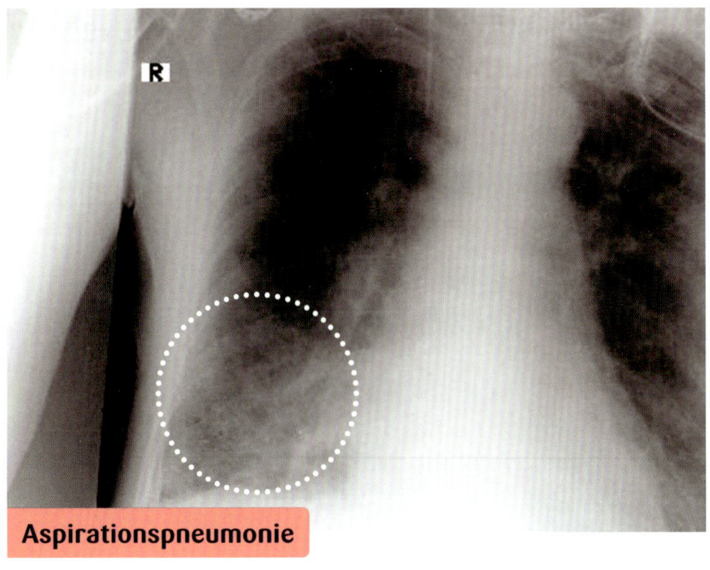

Aspirationspneumonie

Es gibt akute und chronische Aspirationen!

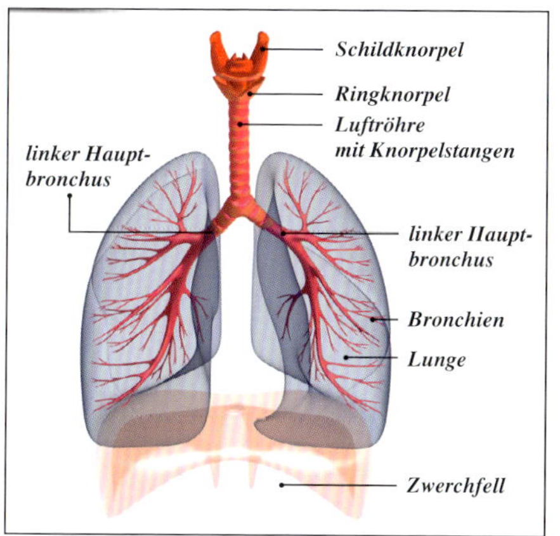

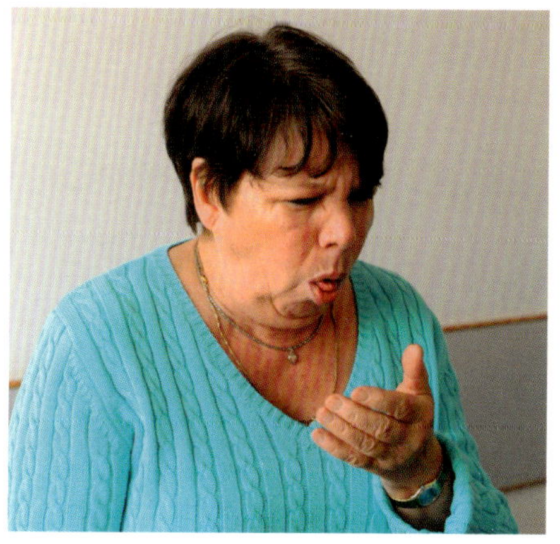

AKUTE ASPIRATION

(bei intakten Abwehrreflexen und wacher Bewußtseinslage)

- Heftige Hustenattacken.
- Verkrampfungszustände der Bronchien.
- Leichte bis schwere Atemnot.
- Verkrampfung der Stimmlippen.
- Gravierende Veränderung bis Ausbleiben der Stimme.

CHRONISCHE ASPIRATION

- Chronischer Husten.
- Schleichender Verlauf - es wird über einen längeren Zeitraum langsam schlechter.
- Erhöhte Körpertemperatur, aber dennoch kein richtiges Fieber.
- In unregelmäßigen Zeitabständen Fieberschübe.
- Appetitlosigkeit, Kraftlosigkeit, Leistungseinbußen, permanentes Krankheitsgefühl.
- Im Blutbild zeigen sich erhöhte Entzündungswerte.
- Infiltrate in bestimmten Bereichen der Lunge.

Ursachen einer Aspirationspneumonie

BEI MECHANISCH BEDINGTEN SCHLUCKSTÖRUNGEN:

- Tumore, alte Geschwulstnarben im Rachenbereich oder Speiseröhre führen dazu, dass sich Sekret oder Speise dort staut und dann in liegender Position aspiriert werden.
- Divertikel, z.B. Zenker-Divertikel – eine Ausstülpung im Halsbereich, in der sich Speisereste ansammeln können. Von Zeit zu Zeit entleert sich das Divertikel und die Speisereste können aspiriert werden.
- Fisteln zwischen Speiseröhre und Luftröhre.
- Nasogastrale Ernährungssonden, also Sonden die durch ein Nasenloch in den Magen geschoben und mit Pflaster an der Nase fixiert werden. Es kann gelegentlich zu einem Hinaufsteigen von Sondennahrung in den Rachen kommen.

BEI NEUROGEN BEDINGTEN SCHLUCKSTÖRUNGEN:

- ***Schlaganfall.*** Innerhalb eines Jahres nach dem Ereignis entwickeln über 50% der Betroffenen eine Aspirationspneumonie.
- ***Amyotrophe Lateralsklerose.*** Eine schwere unheilbare, neurologische Erkrankung, in deren Verlauf das Schlucken immer schwerer wird. Durch Lähmungen schluckrelevanter Strukturen kommt es auch hier immer wieder zu Aspirationspneumonien.

- ***Multiple Sklerose.*** Die „Krankheit der 1000 Gesichter“ kann eine Schluckstörung entwickeln, muss aber nicht. Chronisch-progredient fortschreitende Verläufe entwickeln sehr häufig Schluckbeschwerden mit nachfolgenden Aspirationspneumonien.
- ***Morbus Parkinson und atypische Parkinson-Erkrankungen.*** Das Fehlen eines Neurotransmitters im Gehirn lässt die gesamte Muskulatur u.a. allmählich steifer und unbeweglicher werden. Die Schluckmuskulatur ist davon natürlich auch betroffen.

URSACHEN OHNE BEKANNTE SCHLUCKSTÖRUNG:

- Reflux – Rückfluss des Mageninhalts in die Speiseröhre.
- Alkoholismus und Drogenmissbrauch.
- Narkosen – hier wurden alle Schutzreflexe medikamentös unterdrückt.
- Beatmungen – es bildet sich Speichel, der aber nicht geschluckt werden kann und in die Lunge fließt.

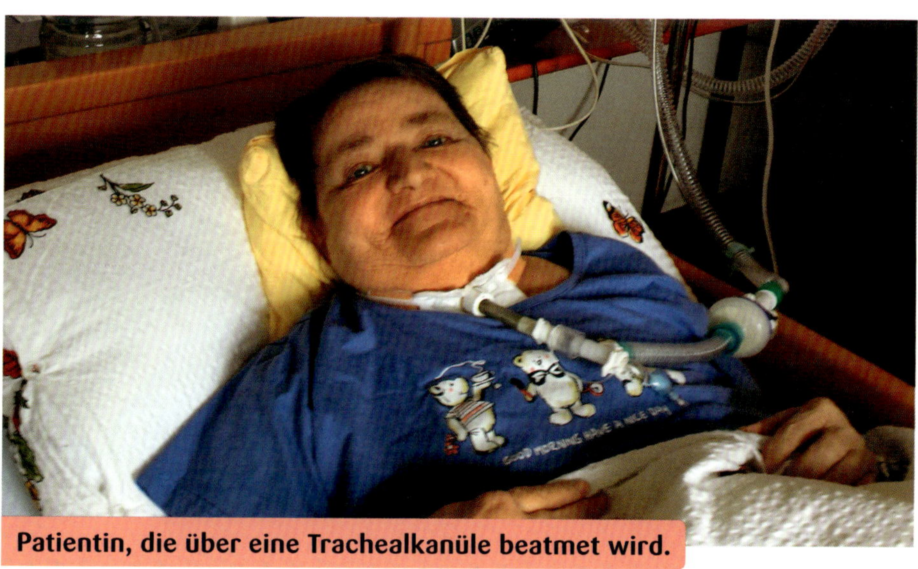

Patientin, die über eine Trachealkanüle beatmet wird.

Diagnostische Verfahren

1. LOGOPÄDISCHE SCHLUCKDIAGNOSTIK

Die logopädische Schluckdiagnostik wird von sog. Logopäden bzw. Sprachtherapeuten durchgeführt.
Dies geschieht hauptsächlich im Krankenhaus, unmittelbar nach Einweisung des Patienten. Aber auch im ambulanten bzw. häuslichen Bereich werden Schluckdiagnostiken von Logopäden ausgeführt.

3 Bereiche rücken hier in den Focus:

A Überprüfung des äußeren Erscheinungsbildes von Mund, Rachen, Zunge und Gaumensegel.

B Überprüfung der motorischen Fähigkeiten.

C Überprüfung der sensorischen Fähigkeiten.

Dies soll im Einzelnen erläutert werden.

A - ÜBERPRÜFUNG DES ÄUSSEREN ERSCHEINUNGSBILDES.

- ***Zustand der Zähne*** (Gibt es Wackelzähne, die das Beißen und Kauen beeinträchtigen? Gibt es größere ungefüllte Zahnlücken, die kein Funktionspotential haben? Sind die Zähne gepflegt oder ungepflegt und damit eine Keimquelle?)
- ***Zustand der Zunge*** (Ist die Zunge belegt? Wie sieht der Belag aus? Könnte es ein Pilz sein? Ist die Zunge dick angeschwollen oder gelähmt? Zeigt sich an der Zunge ein beständiges Zittern? Welche Farbe hat die Zunge? Ist sie trocken oder sehr nass?)
- ***Zustand der Wangen*** (Sind die Wangen ausgetrocknet? Finden sich Zahnabdrücke darin? Gibt es Bisswunden oder Beläge?)
- ***Zustand der Lippen*** (Sind die Lippen trocken, wund oder rissig? Gibt es Bisswunden? Hängen die Lippen auf einer Seite herunter? Läuft ständig Speichel über die Lippen?)
- ***Zustand des Gaumensegels*** (Ist das Gaumensegel gerade oder hängt es schief? Ist es angeschwollen oder belegt?)

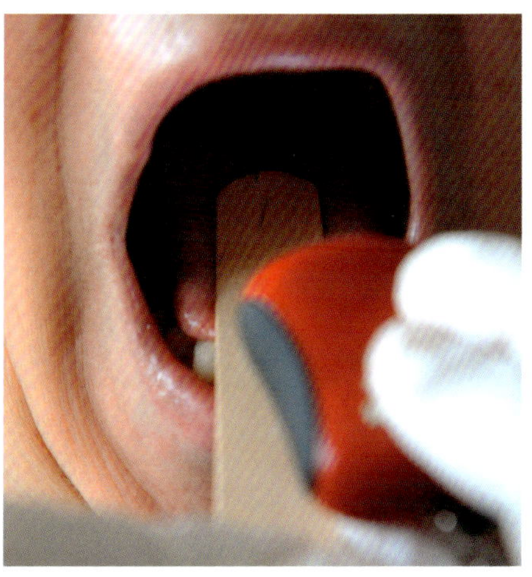

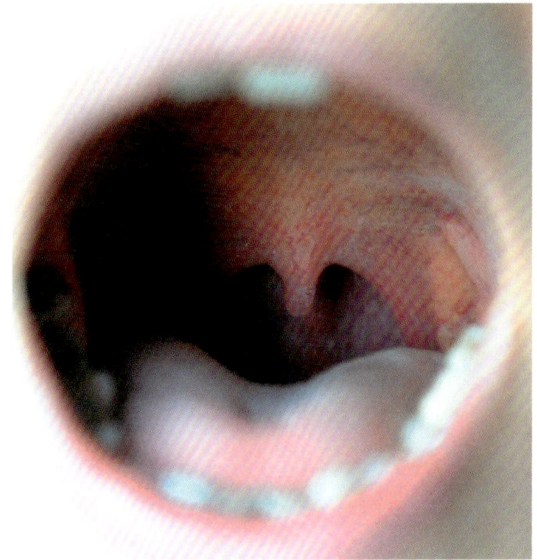

B – ÜBERPRÜFUNG DER MOTORISCHEN FÄHIGKEITEN.

- ***Zungenbeweglichkeit*** (Kann die Zunge von links nach rechts, von oben nach unten bewegt werden? Kann sie in diesen Bewegungen ihr Tempo steigern? Kann sie die Backenzähne erreichen? Kann sie die Lippen ablecken?)
- ***Zungenkraft*** (Kann die Zunge kräftig gegen Widerstand agieren?)
- ***Lippenbeweglichkeit*** (Können die Lippen gespitzt und breit gezogen werden?)
- ***Lippenschluss*** (Sind die Lippen geschlossen oder eher immer geöffnet? Fließen Speichel- oder Speisereste heraus?)
- ***Wangentonus*** (Können die Wangen eingesaugt und aufgeblasen werden?)
- ***Gaumensegelbeweglichkeit*** (Hebt sich das Gaumensegel bei Vokalen oder hängt es auf einer Seite herunter?)

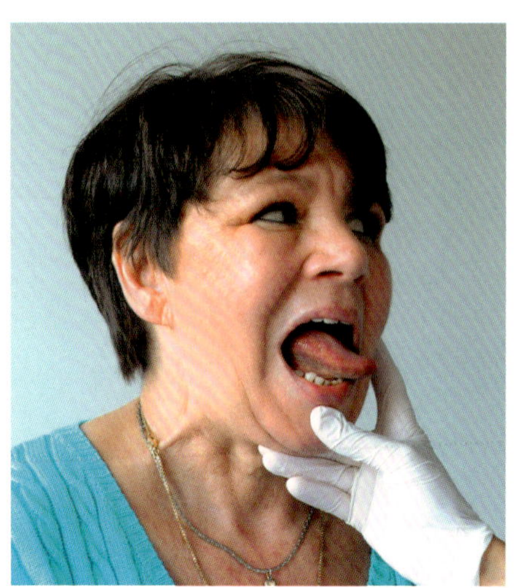

ÜBERPRÜFUNG DER SENSORISCHEN FÄHIGKEITEN.

- Sensibilität der Wangeninnenseiten.
- Sensibilität der Zunge, der Lippen und des Gaumens.
- Sensibilität der Gesichtshälfte und des Halses.

Zudem führt der Logopäde einen Schlucktest mit allen 3 Konsistenzen durch, also flüssige, breiige und feste Nahrung.
Anhand dieses Schlucktestes kann sie dann beurteilen, ob eine weiterführende apparative Diagnostik nötig ist oder nicht. Auch kann er über die Kostform entscheiden, die dem Patient im Augenblick am besten bekommt, d.h. die für ihn am sichersten ist. Höchste Priorität ist hier immer der Schutz der Atemwege.

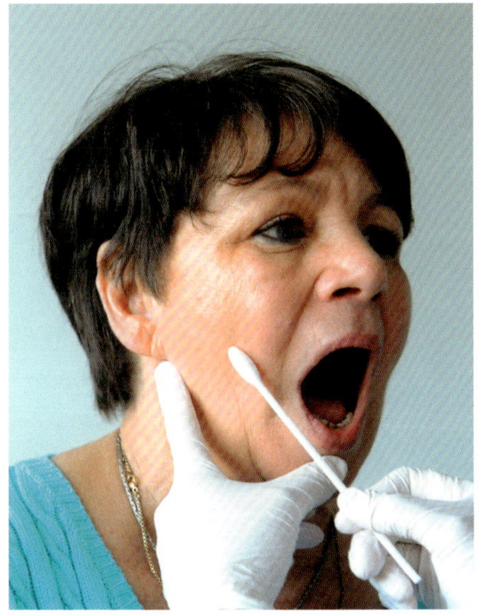

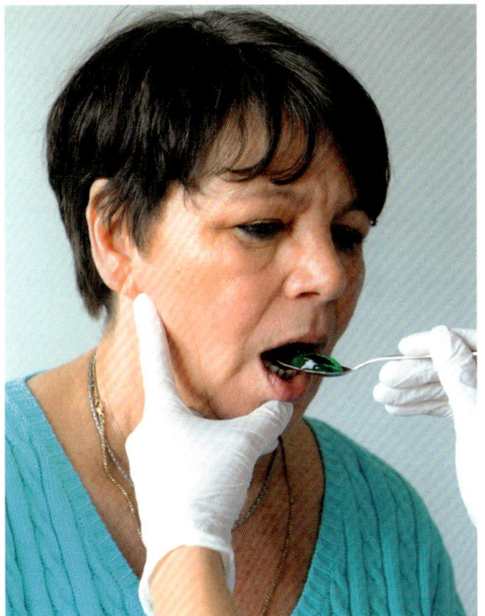

2. APPARATIVE DIAGNOSTIK

Wenn die Einschätzung des Logopäden oder des Arztes eine apparative Schluckdiagnostik nahe legen, so gibt es hier etliche Möglichkeiten.

VIDEOENDOSKOPIE/FEES

FEES = **F**lexible **E**ndoscopic **E**valuation of **S**wallowing
Zunächst wird dem Patient, unter Lokalanästhesie, ein schmaler Schlauch in die Nase eingeführt und behutsam in Richtung Kehlkopf geschoben. Dabei kann man einen Eindruck gewinnen über die Schleimhautverhältnisse sowie über verbliebene Speisereste oder Speichelansammlungen. Dann werden feste, breiige und flüssige Konsistenzen zum Schlucken angeboten und beobachtet, wie sich der Schluckablauf gestaltet und wo die Defizite liegen. Auf einem Monitor kann der Patient sein eigenes Schlucken miterleben. Allerdings kann die FEES keine Aussage über die orale Mundphase machen und ermöglicht auch nur begrenzte Einsicht in die Rachenphase. Da durch die Kontraktion des Rachens das Endoskop für kurze Zeit „blind“ ist, können z.B. die Hebung des Kehlkopfes, der Verschluss des Kehlkopfes und die Öffnung des oberen Speiseröhreneinganges nicht beurteilt werden.
Hierzu bräuchte man eine weiterführende Diagnostik, nämlich die Videofluoroskopie.

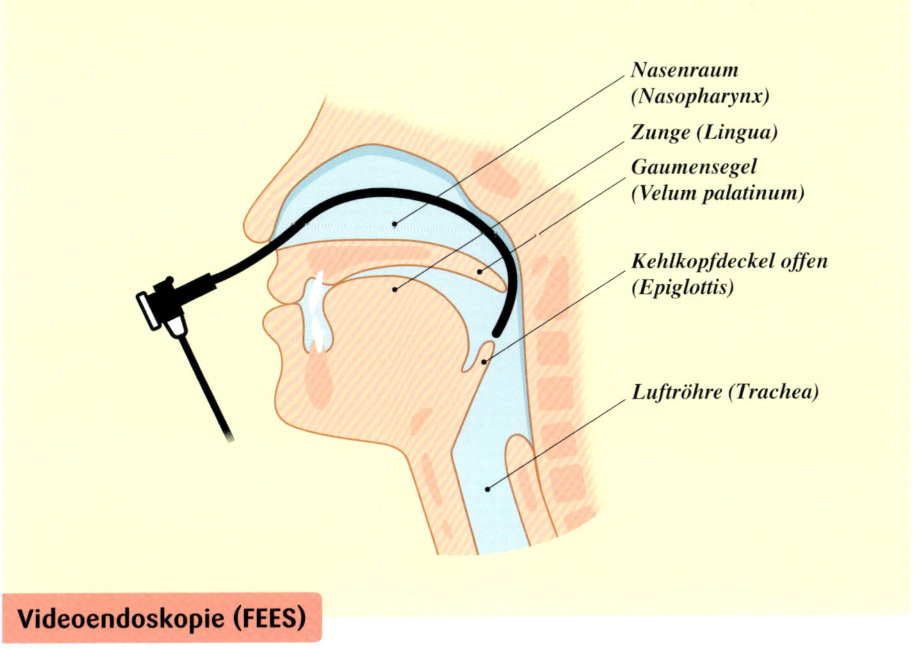

Videoendoskopie (FEES)

VIDEOFLUOROSKOPIE

Bei diesem Verfahren muss der Patient flüssige, breiige und feste Konsistenzen schlucken, die allerdings mit einem Kontrastmittel versetzt sind. Der Schluckakt wird dann röntgenologisch auf dem Monitor festgehalten.
Bei dieser Methode kann man alle Schluckphasen gut einsehen und beurteilen. Von Vorteil ist, dass während der Untersuchung verschiedene Kompensationsstrategien z.B. Veränderung der Kopfhaltung, eine andere Schlucktechnik oder die richtige Bolusgröße ausprobiert werden können. Dies wiederum kann therapeutisch von dem Logopäden verwertet werden.
Die Untersuchung kann nicht allzu häufig durchgeführt werden, da der Patient einer gewissen, wenn auch geringen Strahlenbelastung ausgesetzt ist.

Es gibt noch weitere Diagnostikverfahren, jedoch sind die Videoendoskopie und die Videofluoroskopie die Gängigsten.

Selbsttest

***„Habe ich eine Schluckstörung?“
In welchen Bereichen liegen Ihre Probleme?***

Beim Essen muss ich häufig husten oder niesen.

Ja	Nein

Ich verschlucke mich häufig bei Flüssigkeiten.

Ja	Nein

Ich verschlucke mich häufig bei festen Speisen.

Ja	Nein

Krümelige bzw. faserige Speisen reizen mich zum Husten.

Ja	Nein

Tabletten bleiben mir häufig im Hals stecken.

Ja	Nein

Ich habe Probleme beim Kauen.

Ja	Nein

Ich beiße mir öfters auf Zunge, Lippen oder Wangen.

Ja	Nein

Beim Schlucken habe ich häufig Schmerzen.

Ja	Nein

Oft kann ich einen Bissen nicht auf einmal schlucken.

Ja	Nein

Oft halte ich die Speise lange im Mund bevor ich sie schlucke.

Ja	Nein

Meine Mundschleimhaut ist immer trocken.

Ja	Nein

Mir bleibt oft Nahrung am Gaumen hängen.

Ja	Nein

Ich habe oft ein Kloßgefühl im Hals.

Ja	Nein

Feste Speisen kann ich nur mit Flüssigkeiten schlucken.

Ja	Nein

Ich vermeide das Essen in gemeinschaftlicher Runde.

Ja	Nein

Ich empfinde meine Mahlzeiten als mühsam und stressig.

Ja	Nein

Ich verliere seit einigen Wochen an Gewicht.

Ja	Nein

AUSWERTUNG

Bei mehr als 2 x JA wäre eine ärztliche oder logopädische Abklärung der Schwierigkeiten sinnvoll. Je früher eine Schluckstörung erkannt wird, desto besser.

Therapie

Zunächst mal muss eine Therapie der Grunderkrankung eingeleitet werden. Das bedeutet z.B.:

- chirurgische Verfahren bei angeborenen oder sonstigen raumfordernden Prozessen.
- Antibiotikatherapie bei Infektionskrankheiten.
- Behandlung einer zugrundeliegenden Stoffwechselstörung.
- Ausleitung von zugeführten Giften.
- Umstellung der Medikation.
- Neue Anpassung von Zahnprothesen.
- U.v.m.

Ist die Grunderkrankung ärztlicherseits gut therapiert worden, kann sich in vielen Fällen auch die Schluckstörung wieder zurückbilden. Trotzdem gibt es leider etliche neurologische Erkrankungen, die trotz guter medizinischer Fortschritte weiterhin unheilbar sind. In diesen Fällen bleibt auch die Schluckstörung weiter bestehen und kann mal mehr und mal weniger befriedigend im Rahmen der Grunderkrankung behandelt werden.
Ist die Schlucktherapie vom Arzt eingeleitet worden, so kann der Schlucktherapeut mit seiner Arbeit beginnen.
Hier unterscheiden wir 3 verschiedene Behandlungsstränge, die parallel miteinander zum Einsatz kommen:

- ***Restituierende Verfahren*** (=wiederherstellend)
- ***Kompensatorische Verfahren*** (=ausgleichend)
- ***Adaptierende Verfahren*** (=anpassend)

Die Kombination dieser 3 Behandlungsstränge nennt man auch „Funktionelle Schlucktherapie“. Diese Art der Therapie soll nun im Einzelnen erläutert werden.

RESTITUIERENDE (= WIEDERHERSTELLENDE) VERFAHREN

Wie der Name schon sagt, es soll die beeinträchtigte Muskulatur in ihrer Funktion wieder hergestellt werden.
Dies betrifft schluckrelevante Strukturen wie Lippen, Zunge, Gaumensegel, Wangen und Kehlkopf. Es gibt verschiedene Arten eine Bewegungsstörung oder eine Sensibilitätsstörung zu behandeln.

Eine schlaffe Muskulatur, die hypoton ist, wird mit tonussteigernden Mitteln bearbeitet, z.B. eine Kurzanwendung von Eis und Vibration. Oder Methoden, welche die Muskeleigenreflexe mit einbeziehen.
Bei einer spastischen Muskulatur helfen Wärmeapplikationen und passives Dehnen. Zur Förderung der Beweglichkeit von Lippen, Zunge und Wange werden mundmotorische Übungen angeboten. Zum Kraftaufbau werden Widerstandsübungen durchgeführt. Die einzelnen Übungen sind in Anhang 1 + 2 beschrieben.
Allerdings ersetzt das undifferenzierte, vorschnelle Üben keinen Therapeuten. Die individuelle Anleitung eines erfahrenen Fachtherapeuten ist auf jeden Fall zu bevorzugen.

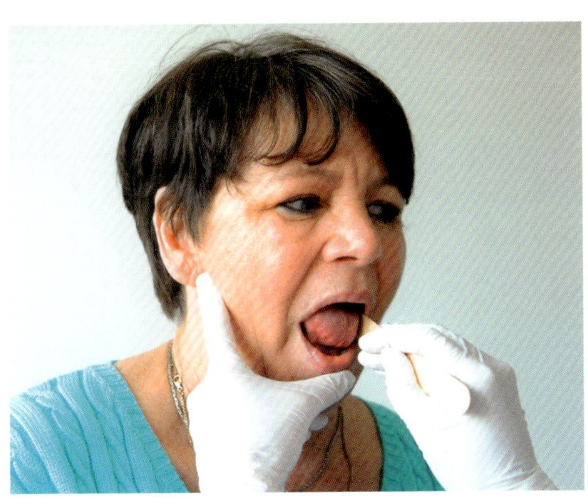

KOMPENSATORISCHE (= AUSGLEICHENDE) VERFAHREN

Kompensatorische Verfahren werden eingesetzt um bestehende Defizite auszugleichen und das Essen trotz Schluckstörung möglich zu machen.

Zu diesen Verfahren zählen z.B.

- ***Änderung der Körperposition bzw. der Kopfhaltung,*** wodurch der gestörte Schluckvorgang entlastet wird.

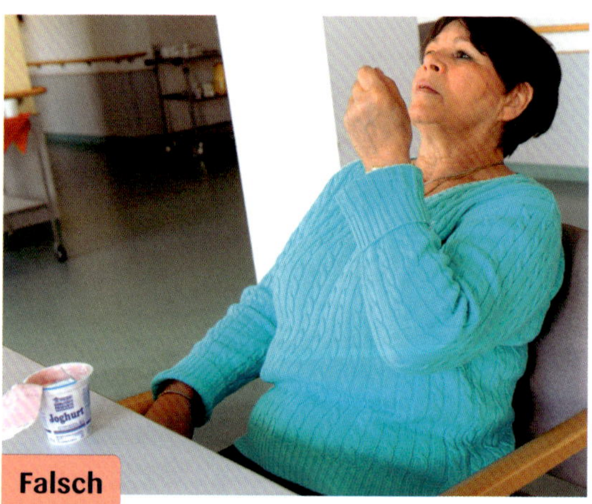

Falsch

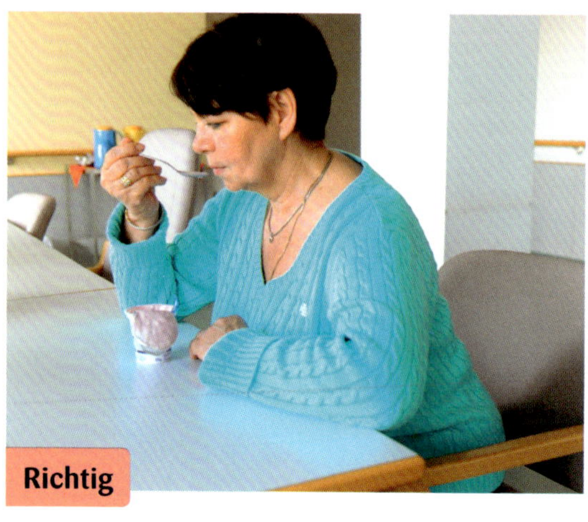

Richtig

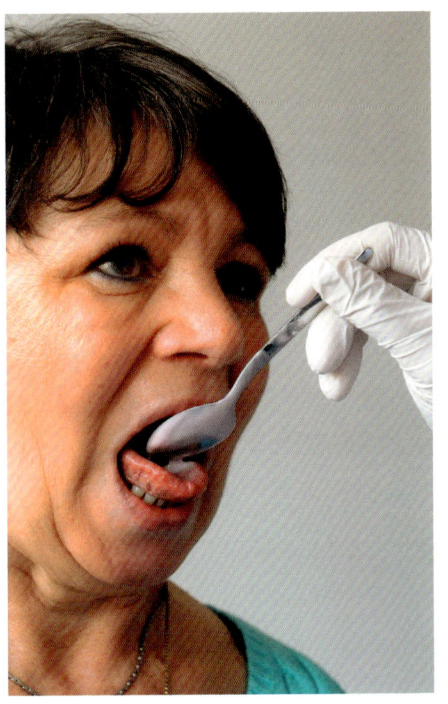

- ***Eine neue Schlucktechnik erlernen,*** die aspirationsfreies Schlucken ermöglicht. Diese Schlucktechniken müssen im Rahmen der Schlucktherapie erlernt werden und erfordern eine aktive Mitarbeit sowie ein gutes Sprachverständnis des Patienten.
- ***Bestimmte Platzierung der Nahrung auf der Zunge,*** um die Mundphase zu unterstützen.

ADAPTIVE (= ANPASSENDE) VERFAHREN

Adaption = Anpassung.
Die Umgebung des Patienten wird individuell auf ihn angepasst um das Schlucken bzw. die Nahrungsaufnahme zu erleichtern. Dazu gehört natürlich die entsprechende Kostform.
Je nach Schweregrad der Schluckstörung kann der Patient z.B. feste Nahrung nicht schlucken. Dann müssen feste Konsistenzen wie Fleisch, Kartoffeln, Fisch, Gemüse, und Früchte in passierter bzw. breiiger Form angeboten werden.

Wenn ein Patient Schwierigkeiten beim Schlucken von Flüssigkeiten hat, muss man die Konsistenz der Flüssigkeit ebenfalls an die Schluckstörung anpassen.
Das hieße dann, dass Flüssigkeiten mit Hilfe eines Andickpulvers etwas angedickt werden. So ist die Flüssigkeit im Mund für den Patient besser kontrollierbar.

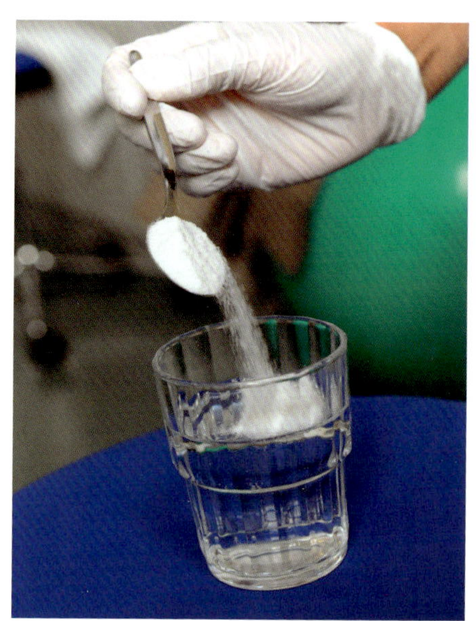

Auch gehören zu den adaptiven Verfahren verschiedene Hilfsmittel, z.B.:

- Nasenbecher zum Trinken. Der Becher hat eine Nasenkerbe und verhindert so, dass der Patient beim Trinken seinen Kopf nach hinten überstrecken muss und sich dann verschluckt.
- Spezielles Essbesteck, welches gebogen ist oder einen dicken Griff hat.
- Rutschfeste Tellersets.
- Mit kleinen Nägeln versehene Frühstücksbretter, an denen ein Brot rutschfest „aufgespießt" werden kann.
- Thermoteller.
- U.v.a.

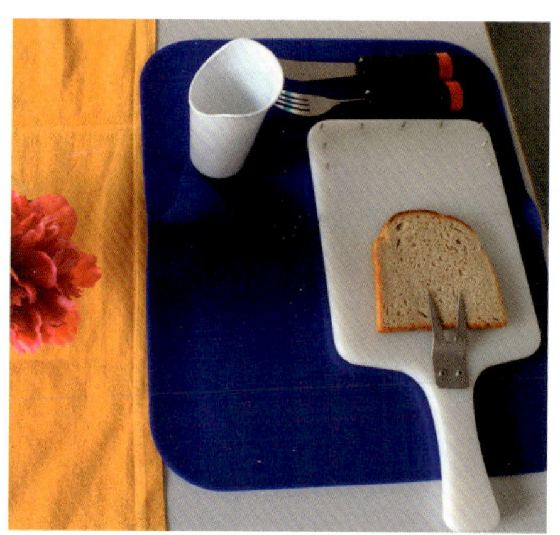

Mundpflege bei Schluckstörungen

Der Mundpflege bzw. der Mundhygiene wird in der Therapie ein sehr großer Stellenwert eingeräumt. Sie ist für das Wohlbefinden des Patienten extrem wichtig. Patienten und Angehörige sind deshalb aufgefordert, diesem Thema täglich Beachtung zu schenken.

Dazu einige Erläuterungen:

Wenn in Folge einer Schluckstörung Lippen, Zunge und Kiefer nicht mehr genügend bewegt werden können, sind reinigende Funktionen damit ebenfalls erheblich eingeschränkt.
Eine gesunde Zunge kann alle Zähne, das Zahnfleisch, den Gaumen, die Lippen und die Wangentaschen säubern. Sie reinigt auch sich selbst, indem sie ihre Oberfläche an den Schneidezähnen abstreift. Wenn diese Funktionen ausfallen oder nur eingeschränkt durchführbar sind, bilden sich Beläge an Zunge, Gaumen und Zahnfleisch sowie Plaque an den Zähnen. Dies wiederum führt zu Zahnfleischentzündungen, Karies und Parodontose. Der Speichel wäre also stark keimbelastet und entzündungsauslösend für den Fall, dass er in die Lunge aspiriert wird.
Auch vermindert sich die Sensibilität im Mundraum, wenn die Zungenbewegungen als Stimulator ausfallen. Die Mundpflege muss deshalb 3 x täglich gründlich ausgeführt werden, mindestens aber nach den Mahlzeiten.

DURCHFÜHRUNG

- Gut praktikabel wäre die Verwendung einer elektrischen Zahnbürste mit weichen Borsten. Die Bürste wird mit Mundspüllösung, Kamillosan oder Salbeitee benetzt. Zahncreme verwendet man nur, wenn der Patient in der Lage ist das Spülwasser auszuspucken. Mit der Bürste werden nun sanfte, kreisende und massierende Bewegungen auf Zähne und Zahnfleisch durchgeführt. Anschließend kann die Mundspüllösung mit einer feuchten, um den Finger gewickelten Kompresse abgenommen werden.
- Ist die Verwendung einer Bürste nicht möglich, so kann man sich eine Kompresse um den Zeigefinger wickeln und z.B. mit Salbeitee oder Kamillosan den gesamten Mundraum reinigen.
- Zahnprothesen müssen abgespült werden und die Mundschleimhaut auf Druckstellen inspiziert werden.
- Es muss gewährleistet sein, dass alle nicht geschluckten Speiseteile und Schleimborken aus dem Mundraum entfernt wurden.

Die Mundpflege ist unverzichtbar, weil:

- der Mundraum von keimreichen Belägen befreit und feucht gehalten wird.
- die Speichelproduktion und die Durchblutung der Schleimhäute angeregt werden.
- die Zunge zu Bewegungen stimuliert wird, was wiederum den Schluckreflex besser auslöst.
- die Sensibilität im Mundraum gefördert wird.
- Überempfindlichkeiten im Mundraum sich allmählich normalisieren.

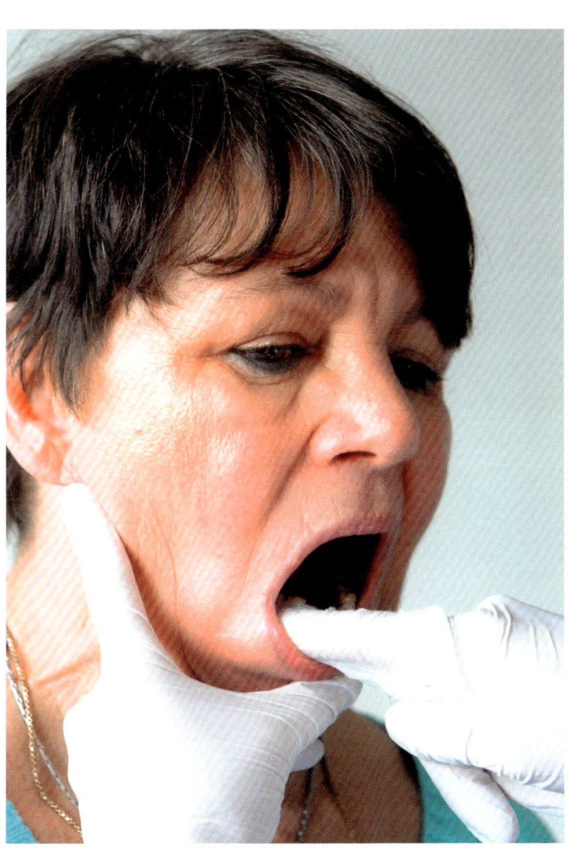

Hinweise zur Ernährung von Schluckpatienten

Die Frage, was ein Mensch mit Schluckstörung essen und trinken darf, ist für Betroffene und Angehörige sehr wichtig und häufig auch mit großen Unsicherheiten verbunden.
Deshalb soll im Folgenden speziell auf die Zusammensetzung der oralen Nahrung eingegangen werden.
Was ein Mensch essen oder nicht essen darf ist abhängig von Art und Schweregrad seiner Schluckstörung. Diese ist bei jedem Mensch verschieden, was eben eine individuelle Zusammenstellung der Nahrung notwendig macht. Faserige, krümelige, trockene und sehr harte Nahrungsmittel sind allgemein eher ungeeignet. Bei Patienten in der Akutphase hat man häufig mit Einschränkungen beim Beißen und Zerkleinern der Nahrung sowie einer reduzierten Zungen- und Lippenbeweglichkeit zu rechnen. Für diese Patienten wäre, in Absprache mit dem Arzt und/oder dem Logopäden, eine pürierte Kost empfehlenswert.

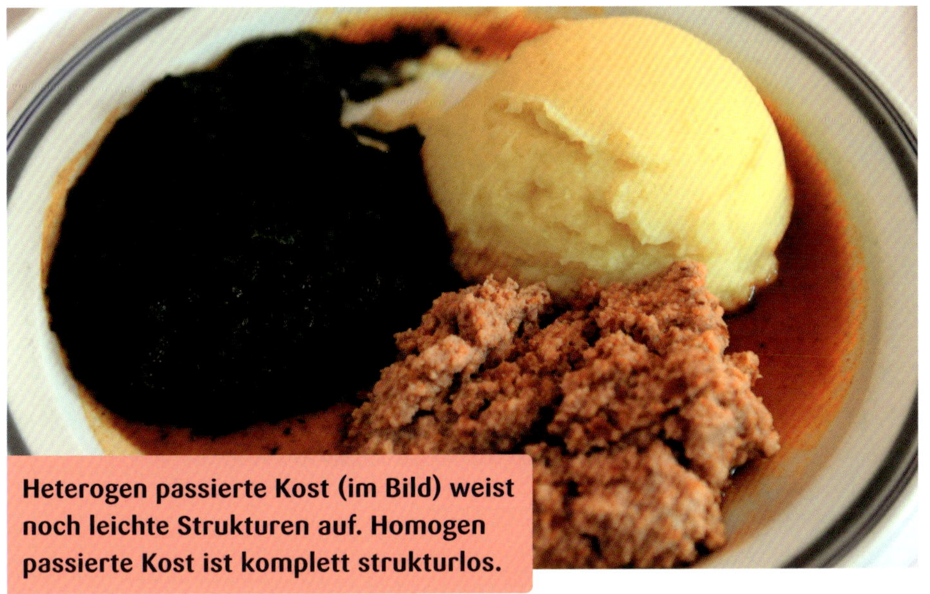

Heterogen passierte Kost (im Bild) weist noch leichte Strukturen auf. Homogen passierte Kost ist komplett strukturlos.

Für pürierte Kost eignen sich alle Nahrungsmittel, die sich zu Brei verarbeiten lassen, z.B.

- Blumenkohl
- Broccoli
- Fenchel
- Karotten
- Zuchini
- Sellerie
- Kartoffeln
- Birnen
- Pfirsiche
- Aprikosen
- Bananen
- Äpfel
- Fleisch

Dazu kommt noch Grießbrei, Haferbrei, Reisbrei, Quark, Joghurt, Eis und Pudding. Diverse Schalen und Kerne müssen natürlich vor dem Pürieren entfernt werden.

Für Patienten, deren Schluckablauf sich bereits gebessert hat, wäre weiche Kost empfehlenswert. Diese ist also nicht mehr püriert, sondern am Stück.

Für* weiche Kost *eignen sich alle Nahrungsmittel, die sich mit der Zunge zerdrücken lassen. Z.B. gut durch gegarte Gemüse- und Früchtesorten (siehe Seite 55)

- Gurken
- Rahmchampignons
- Gemüseaufläufe ohne harte Kruste
- Kartoffeln
- Kartoffelknödel
- Kartoffelsalat
- Weiches ungekochtes Frischobst wie Bananen oder Erdbeeren
- Streichwurst
- Leberkäse
- Gedünsteter Fisch
- Streichkäse aller Art
- Rühreier oder weiche Eier
- Weiche Torten
- Brot ohne Rinde

Bei entsprechenden Verbesserungen der Mundmotorik, der Rachen- und Kehlkopfmuskulatur kann nun auf halbweiche/ feste Nahrung umgestellt werden.

Dies sind Nahrungsmittel, die sich gekocht oder ungekocht leicht kauen lassen. Dazu gehören auch die Speisen, die man vorher noch püriert oder weich gegart hat. Z.B.:

- Weiches Frischobst
- Gemüsesorten, wie oben beschrieben
- Kalbfleisch
- Fisch
- Geflügel
- Kartoffeln
- Reis
- Nudeln
- Spätzle
- Klöße
- Aufläufe aller Art ohne harte Kruste
- Brot mit Rinde
- Gekochte und rohe Salate

Sobald sich der Schluckablauf des Patienten normalisiert hat kann wieder Normalkost gegessen werden.

Grundsätzlich sollte jede Kostform vom Arzt oder Logopäden autorisiert werden. So lassen sich unnötige Risiken vermeiden.

FLÜSSIGKEITSSTUFEN

Da Menschen mit Schluckstörungen sich auch meistens mehr oder weniger an Flüssigkeiten verschlucken, muss auch diese in ihren Fließeigenschaften verändert werden.

Hier unterscheiden wir folgende Konsistenzen:
- ***Dünnflüssig***
- ***Nektarartig***
- ***Cremig***

Die Konsistenz einer Flüssigkeit kann geändert werden indem man ein Andickungsmittel hinein gibt. Dieses ist in der Apotheke erhältlich.

Im folgenden Anhang sollen nun Übungsvorschläge erfolgen, die Sie zu Hause gut durchführen können. Allerdings wäre es immer ratsam, einen Schlucktherapeut hinzuzuziehen.

RATGEBER SCHLUCKSTÖRUNGEN

Mundmotorische Übungen

LIPPEN UND WANGEN

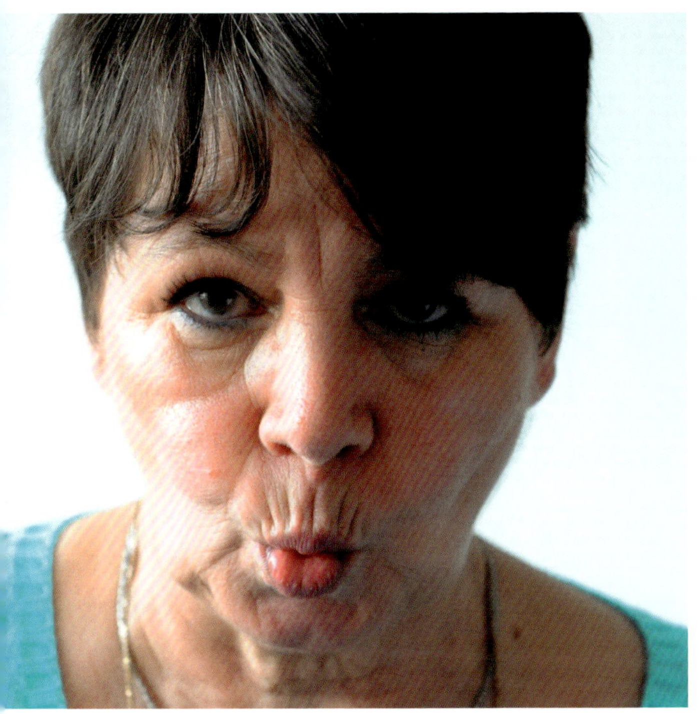

Übung 1

Im Wechsel Lippen spitzen und breit ziehen.

Zu beachten ist, dass keine Verkrampfungen der Halsmuskulatur auftreten, so wie hier im Bild.

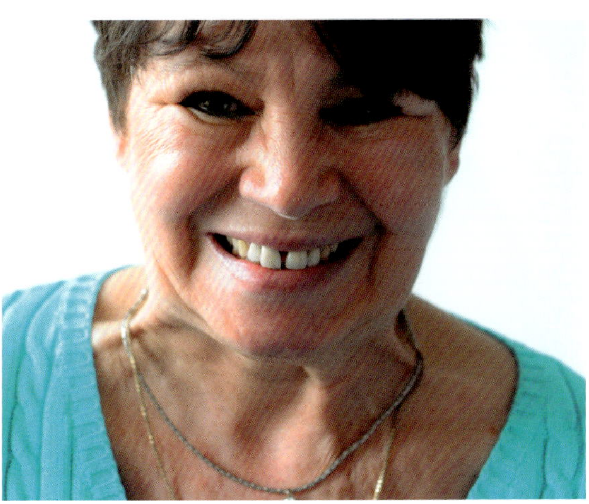

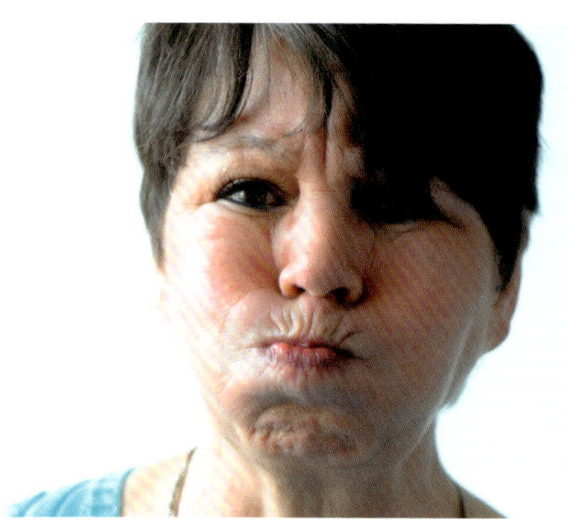

Übung 2

Wangen aufblasen, gleichzeitig durch die Nase weiter atmen.

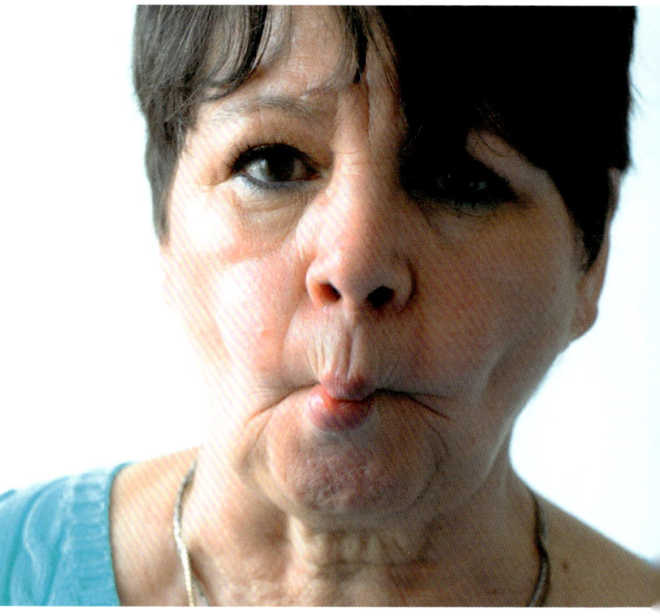

Übung 3

Wangen einsaugen, Sog ein paar Sekunden halten und gleichzeitig durch die Nase weiter atmen.

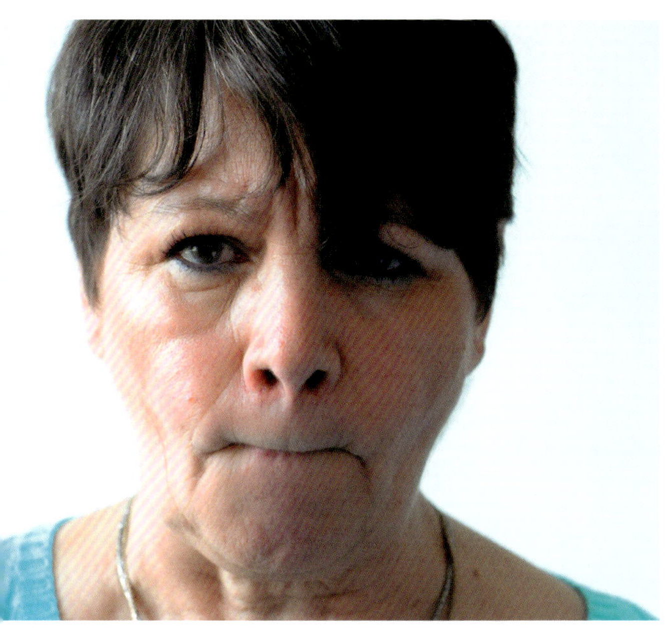

Übung 4

Lippen einsaugen, Sog ein paar Sekunden halten und die Lippen dann geräuschvoll platzen lassen.

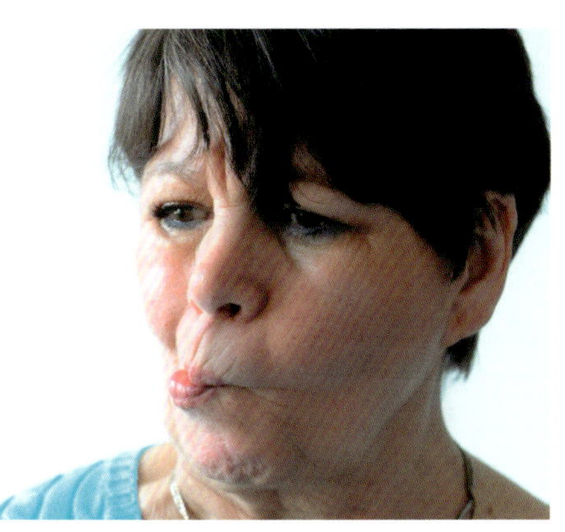

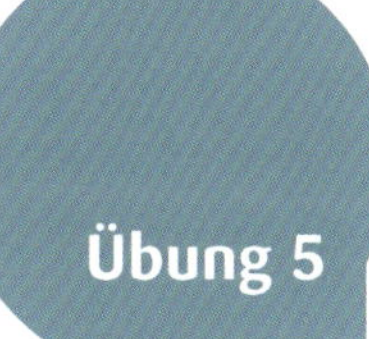

Lippen spitzen und nach links und rechts bewegen – im Wechsel.

Achtung! Nur die Lippen sollen sich bewegen, nicht der Kopf!

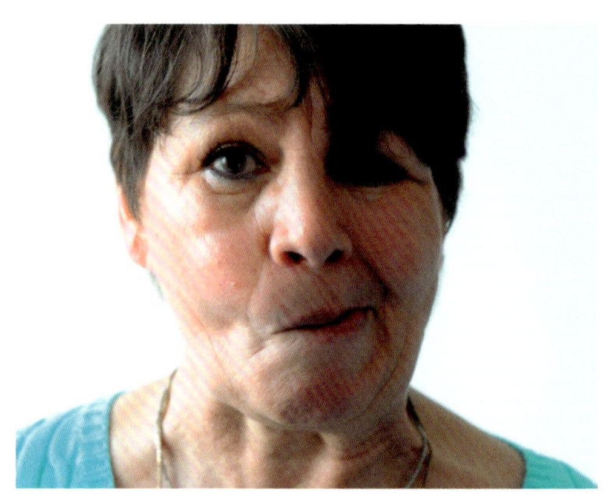

Übung 6

Mundwinkel nach oben und unten ziehen.

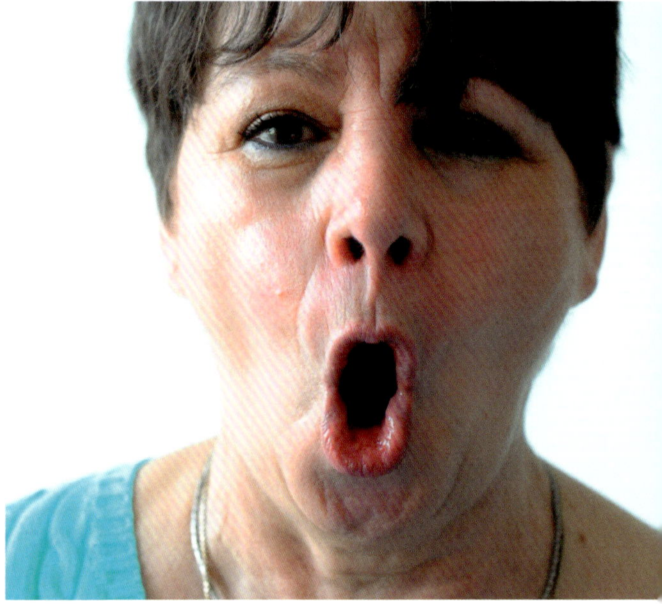

Übung 7

Mit den Lippen ein großes O und ein kleines o formen – im Wechsel.

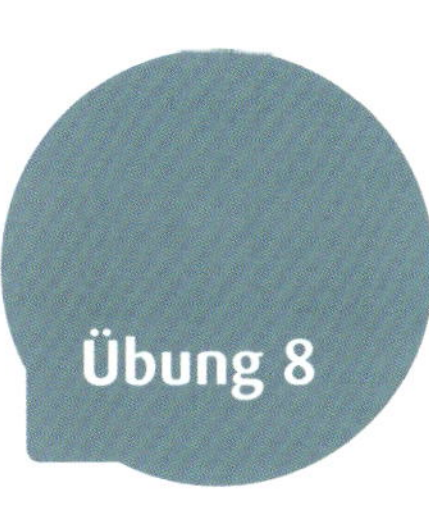

Übung 8

Sprechen Sie eine Vokalkette:
U - I - U - I - U - I - U - I ...
Formen Sie dabei die Lippen übertrieben breit und spitz.

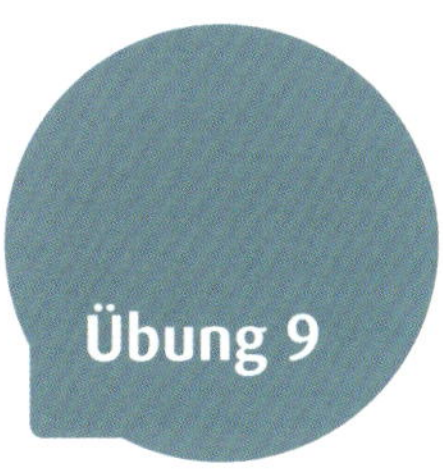

Übung 9

Sprechen Sie eine Vokalkette:
O - A - O - A - O - A - O ...
Der Kiefer bleibt dabei daumenbreit geöffnet,
nur die Lippen bewegen sich.

ZUNGE

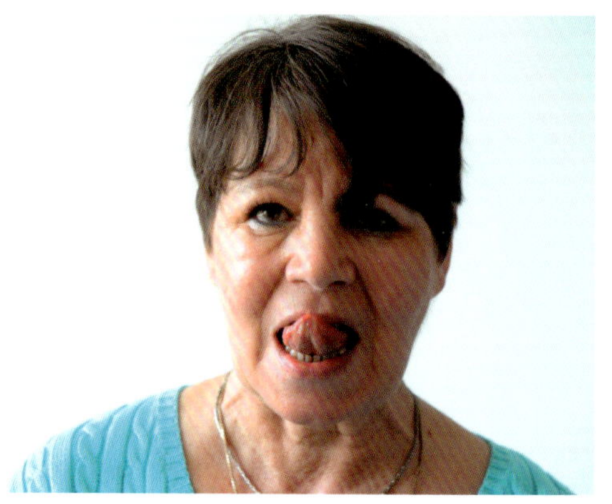

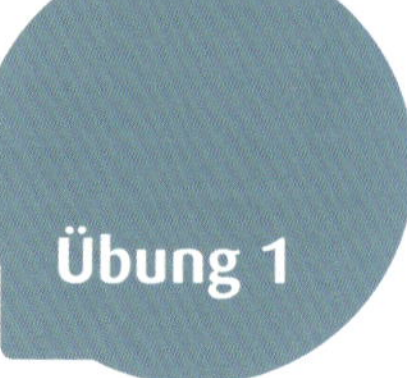

Übung 1

Zungenkompass: Die Zunge nach oben Richtung Nase, nach unten Richtung Kinn, nach links Richtung Ohr und nach rechts Richtung Ohr bewegen. Dabei sollte kein Zahnkontakt bestehen.

Übung 2

Zunge gerade, ohne Zahnkontakt, heraus strecken (so wie ein Auto aus der Garage fährt). Maximale Dehnung 10 sec. halten.

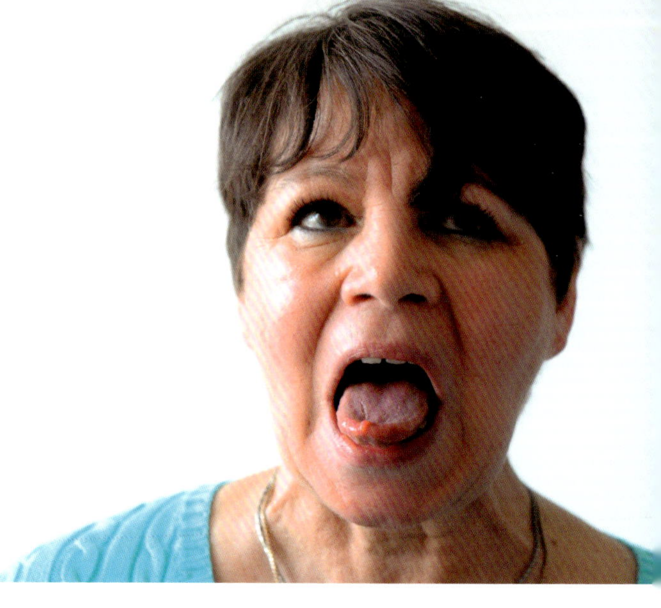

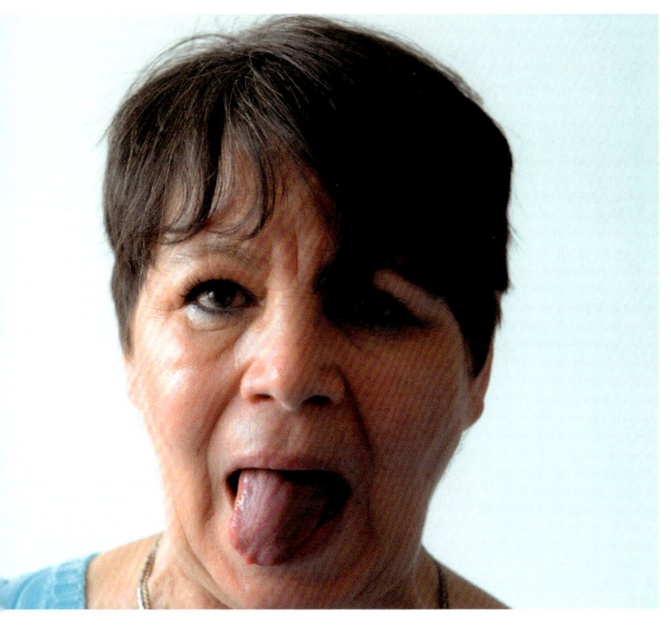

Übung 3

Ober- und Unterlippe ablecken. Auf dem Lippenrot bleiben. Kiefer daumenbreit geöffnet halten.

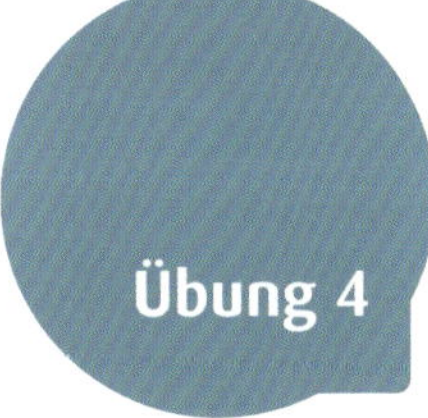

Übung 4

Mit der Zunge jeden einzelnen Zahn putzen, auch die Backenzähne.

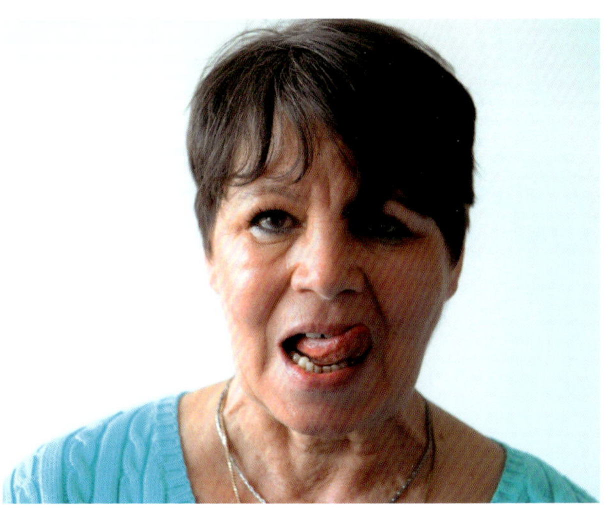

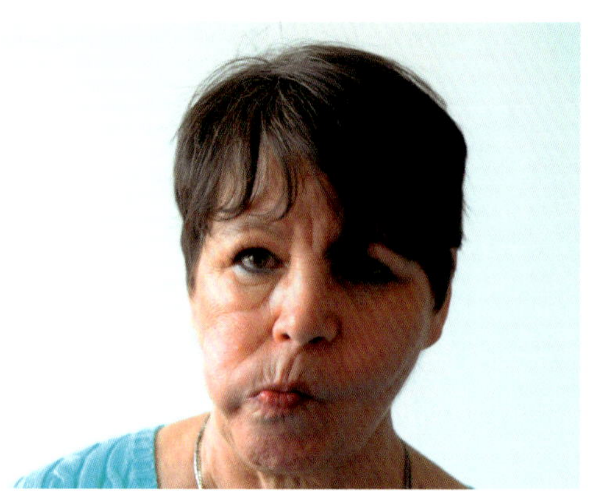

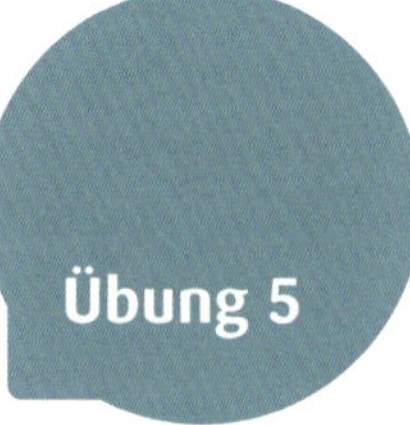

Mit der Zunge kräftig ein Loch in die Backe bohren. Rechts und links. Druck ca. 10 sec halten.

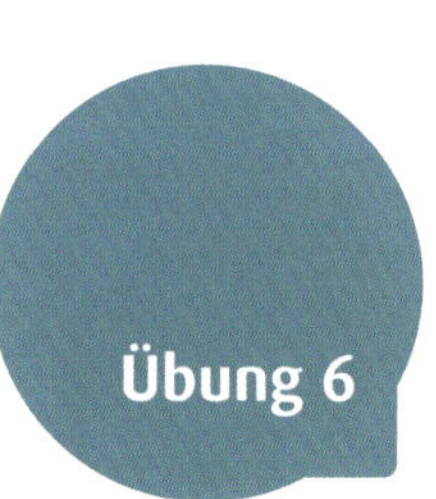

Zunge mit Kraft gegen den eigenen Finger drücken. Widerstand leisten. Druck ca. 10 sec. halten.

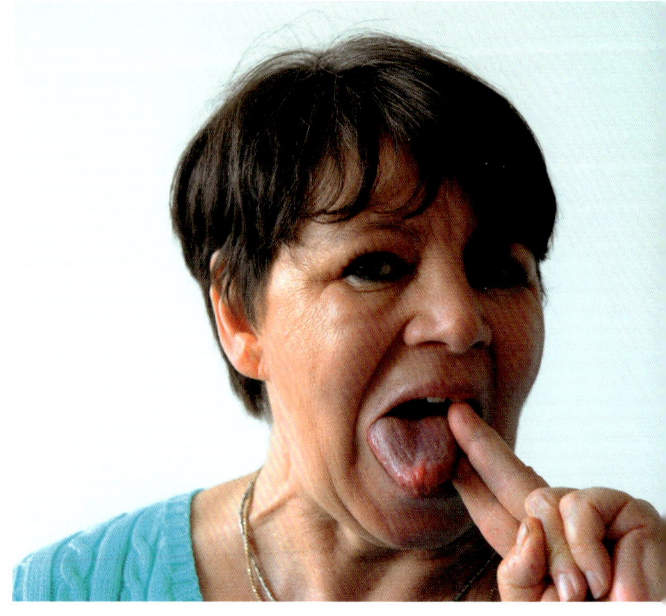

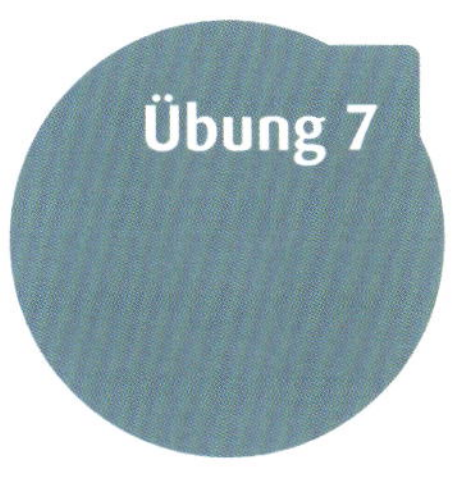

Übung 7

Mit Lippen und Zunge (und Unterkiefer) einen Plastikspatel von links nach rechts bewegen und umgekehrt.

Achtung! Auch hier soll der Kopf mittig bleiben und sich nicht mit bewegen!

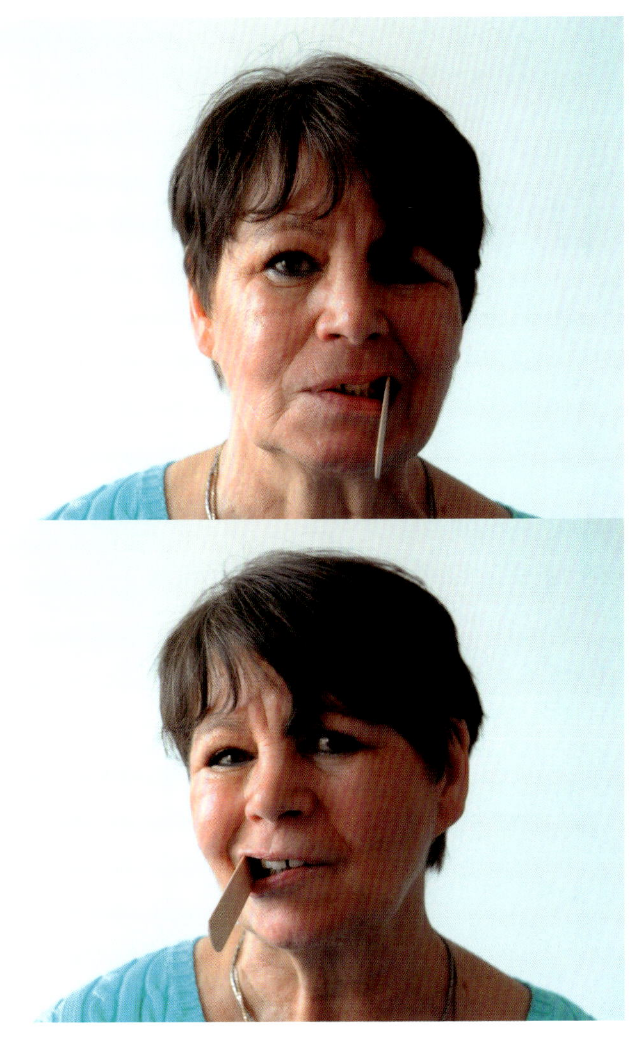

KAUMUSKULATUR

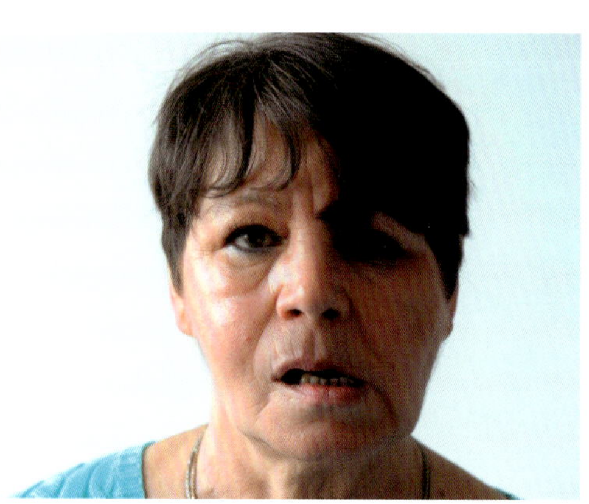

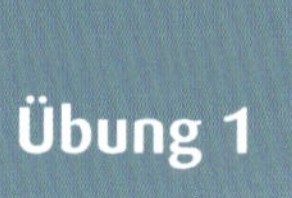

Unterkiefer nach rechts und links schieben. Jedes Mal in der Dehnung ca. 10 sec. verharren.

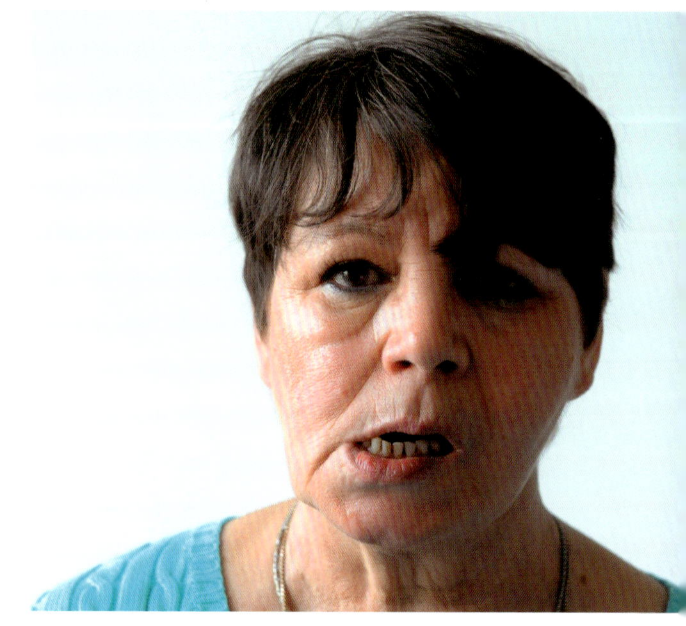

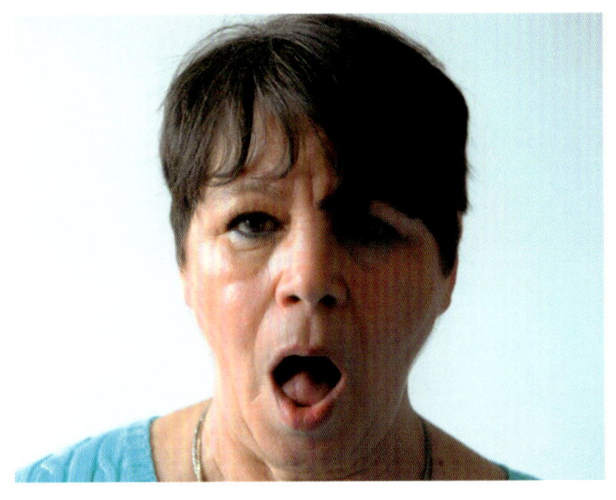

Übung 2

Kiefer so weit öffnen, wie es als angenehm empfunden wird.

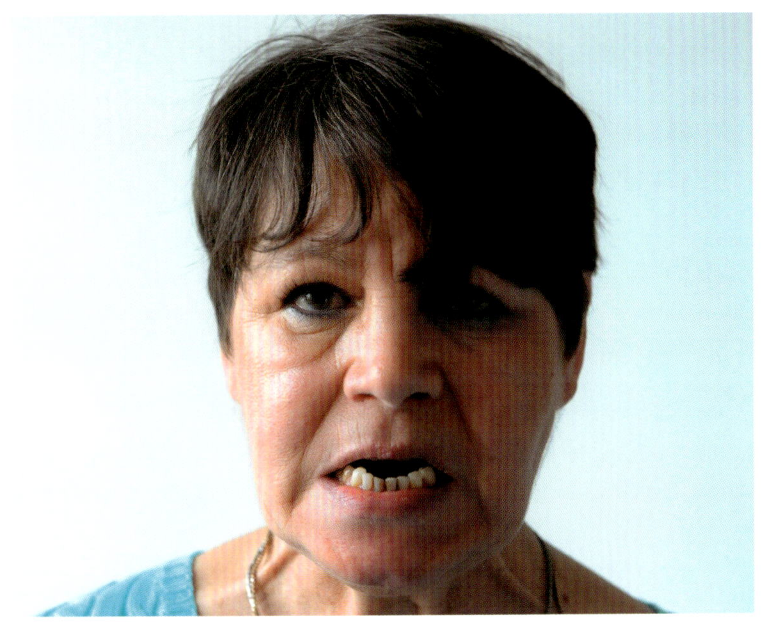

Übung 3

Unterkiefer vor- und zurück schieben. Dabei auf eine lockere Halsmuskulatur achten! Der Patientin im Bild gelingt dies nicht immer.

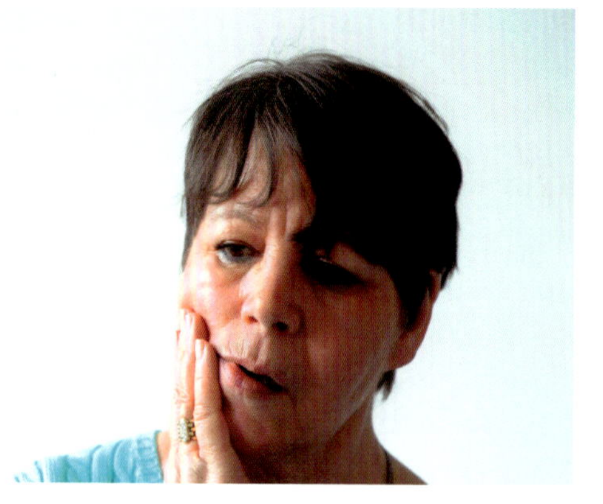

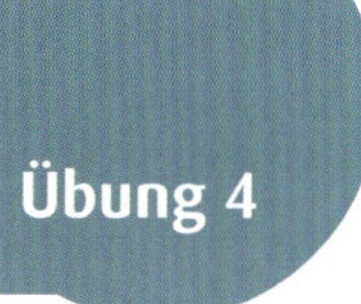

Die flache Hand an die rechte Seite des Unterkiefers legen und mit dem Unterkiefer sanft gegen die Hand drücken. Ebenso mit der linken Seite verfahren.

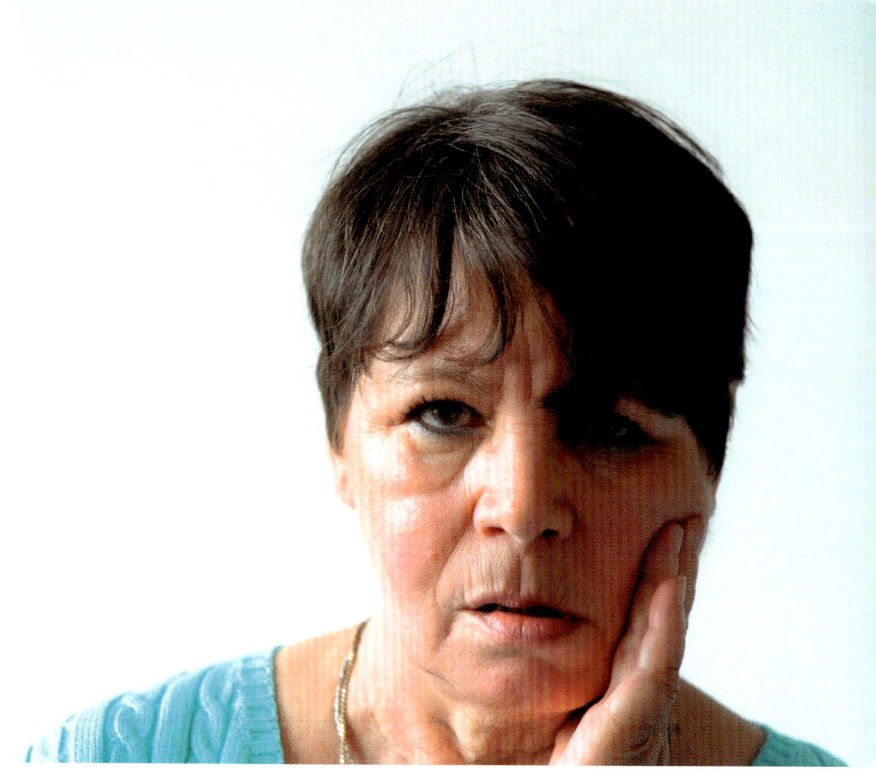

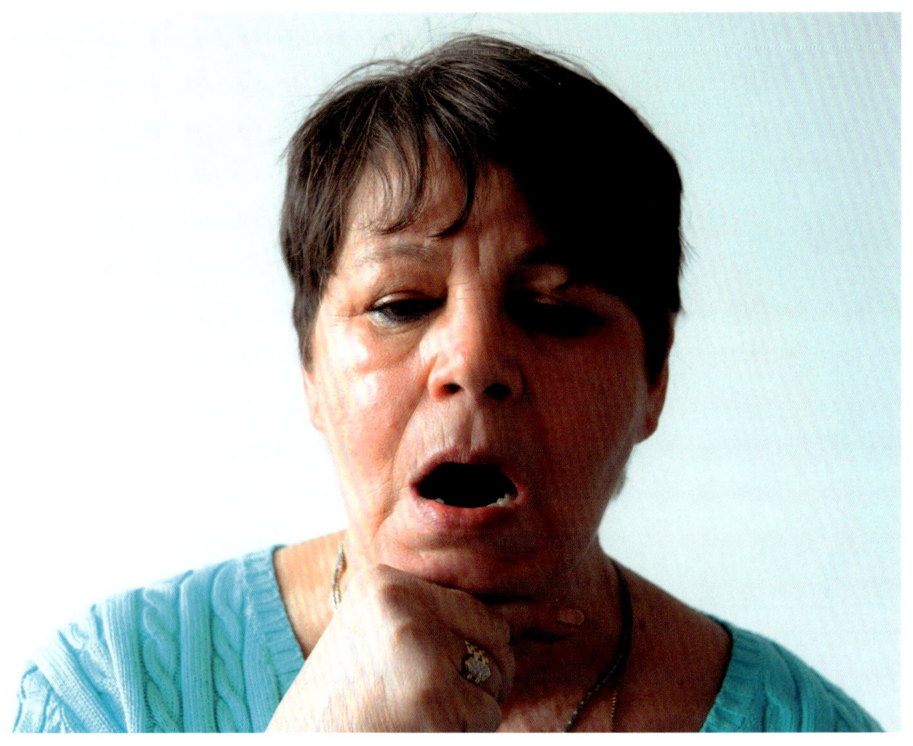

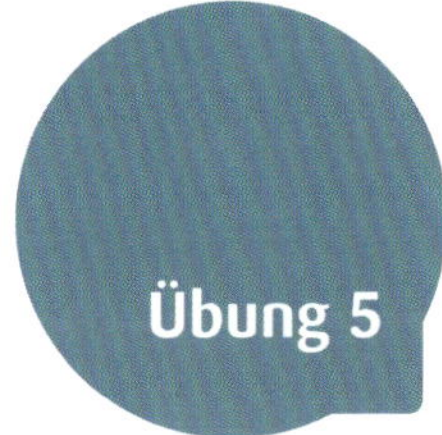

Übung 5

Die Hand unter das Kinn legen und den Unterkiefer gegen den Widerstand öffnen.

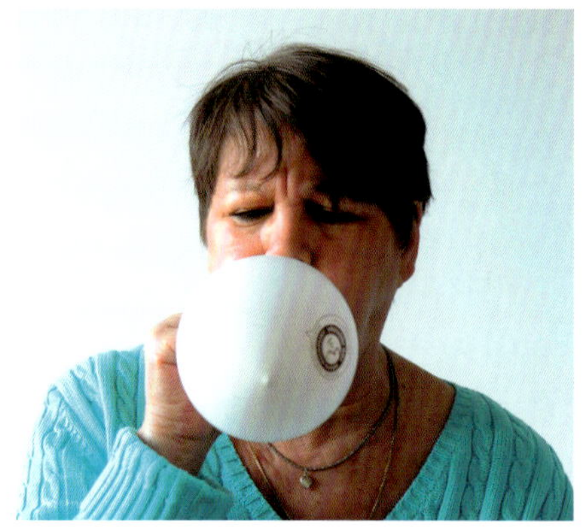

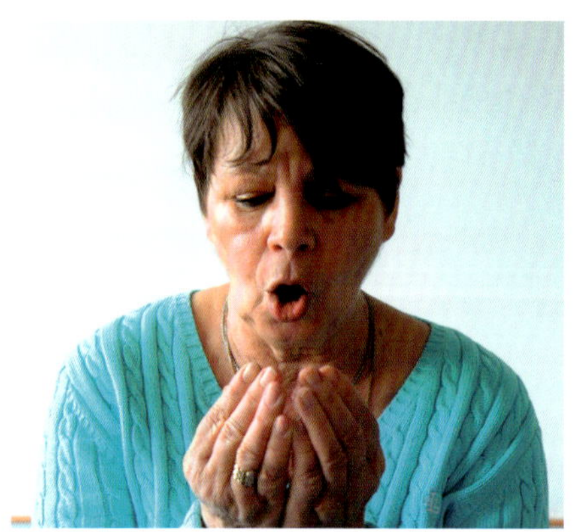

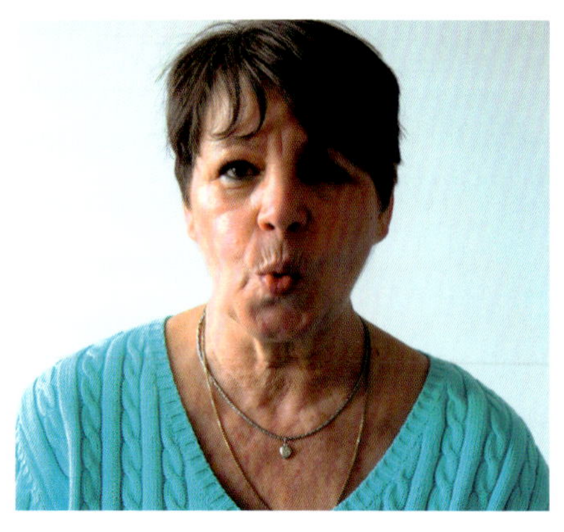

Puste-Übungen

- *Imaginäre Kerze ausblasen.*
- *Verschieden schwere Gegenstände wegblasen.*
- *Luftballon aufblasen.*
- *In die Hände hauchen.*
- *Eine Melodie pfeifen.*
- *Mit einem Strohhalm Melodien ins halb gefüllte Wasserglas pusten.*

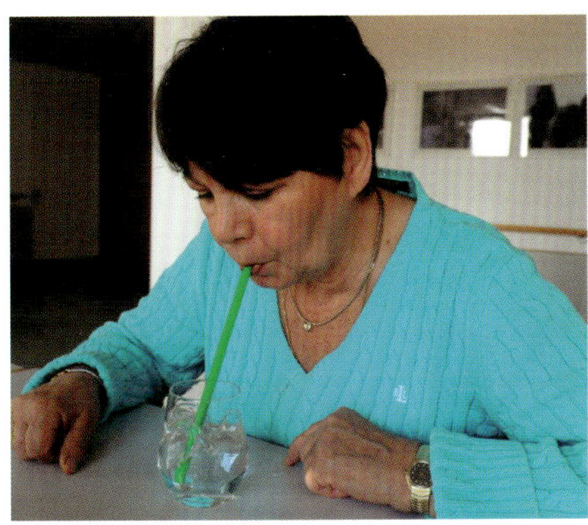

Saug-Übungen

- *Muggelsteine mit einem Strohhalm ansaugen und Figuren damit legen.*

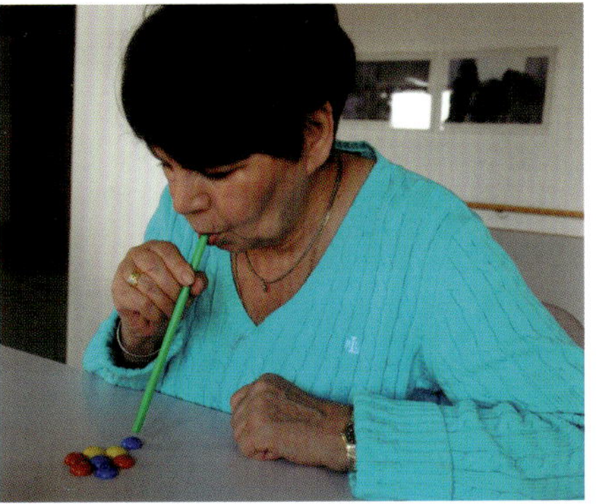

- *Mit Strohhalm Mensch-ärgere-dich-nicht spielen. Spielhütchen dürfen nur durch Saugen mit dem Strohhalm bewegt werden. Wenn die Spielhütchen zu schwer sind kann man auch kleine farbige Papierschnipsel nehmen.*

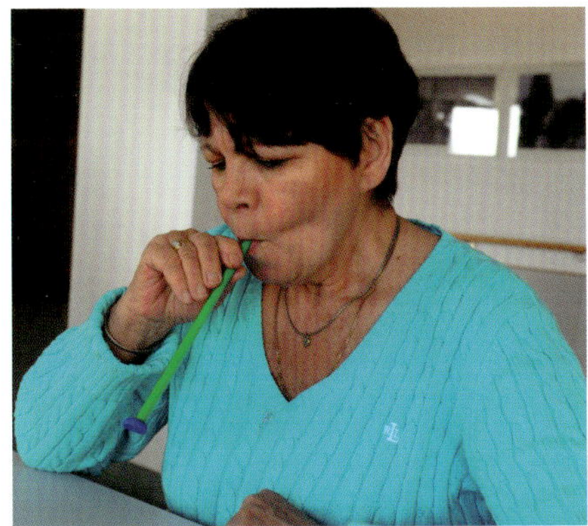

Vokale singen

(a, e, i, o, u)

Zwischen den Übungen immer wieder Atempausen einlegen, da es durch die veränderte Atmung auch zu Schwindelgefühlen kommen kann.

Wortlisten zur Verbesserung der Zungen- und Lippenkraft

RATGEBER SCHLUCKSTÖRUNGEN

WORTLISTE MIT /K/ ZUR VERBESSERUNG DER KRAFT DES ZUNGENRÜCKENS.

Die Wörter sollen langsam und überartikuliert gesprochen werden, mit einer kräftigen Betonung auf dem Buchstaben /K/

Kuckuck, Kanal, Kamin, Kamm, Kommando, Coca Cola, Kohl, Knall, Kunst, Karibik, Konstanz, Kopf, Kind, Kirche, Karton, Kosaken, Kartoffel, Karte, Kahlkopf, Kabine, Kabinett, Cabrio, Kabuff, Kachel, Kadaver, Kadett, Käfer, Kaff, Kaffee, Kaffeekanne, Kaffeeklatsch, Käfig, Kaftan, Kahlschlag, Kai, Kaiser, Kajak, Kajüte, Kakao, Kakerlake, Kaktus, Kakteen, Kalauer, Kalb, Kalender, Karneval, Kaliber, Kalifornien, Kalium, Kalk, Kalkgrube, Kalkül, Kalkulation, Kalorien, Kaltblut, Kolumbien, Kalzium, Kamel, Kamerad, Kamille, Kamera, Kaminkehrer, Kammer, Kampagne, Känguru, Kaninchen, Kanne, Kanon, Kanzler, Kanüle, Kapelle, Kasper, ...

WORTLISTE MIT /P/ ZUR VERBESSERUNG DER LIPPENKRAFT.

Die Wörter sollen langsam und überartikuliert gesprochen werden, mit einer kräftigen Betonung auf dem Buchstaben /P/

Paar, Pol, Pinguin, Panne, Pächter, Pack, Packung, Pädagoge, Paddelboot, Pakt, Palast, Palette, Palme, Pampelmuse, Panama, Pandemie, Pandora, Panflöte, Panik, Panther, Pantoffel, Pantomime, Papagei, Papier, Papst, Paragraf, Parallel, Parasit, Parfum, Paris, Park, Parkett, Parlament, Parmesan, Parodie, Partei, Partikel, Party, Parzelle, Pass, Pascha, Passau, Pavillon, Pimpf, Passiv, Pastor, Pate, Patent, Pathos, Patient, Patriarch, Patriot, Patrone, Pauker, Paula, Pause, Pedal, Pech, Pazifik, Peking, Pelle, Pelz, Pendel,

Penny, Pension, Pensum, Peperoni, Pentagon, Perlen, Petroleum, Persien, Person, Perücke, Peter, Pickel, Pilot, Pigment, ...

WORTLISTE MIT /T/
ZUR VERBESSERUNG DER ZUNGENSPITZENKRAFT.

Die Wörter sollen langsam und überartikuliert gesprochen werden, mit einer kräftigen Betonung des Buchstabens /T/

Tabelle, Tabu, Tadel, Tafel, Tag, Talg, Taiga, Takt, Talent, Tal, Tango, Tanker, Tanne, Tansania, Tonne, Titel, Thomas, Teilung, Tanzen, Tapezieren, Tarantel, Tarif, Tarnung, Tarzan, Tasche, Tasten, Tasse, Tat, Taube, Taufe, Täuschen, Tausend, Tau, Taxi, Technik, Teddy, Tee, Telefon, Teich, Teig, Teller, Teilen, Teilnahme, Telegraf, Tempel, Tendenz, Tennis, Tenor, Tentakel, Termin, Terrasse, Terrine, Tetanus, Teuer, Texas, Text, Thailand, Thema, Theologe, Theorie, Therapie, Thermometer, These, Thron, Thunfisch, Tick, Ticket, Tief, Tiefschnee, Tier, Tierarzt, Tinte, Tisch, Tischtennis, Titel, Titus, Tochter, Toilette, Tollpatsch, Ton, Tomate, Topf, Toronto, Tor, Total, Tourist, Tracht, Trafo, Trage, Tragödie, Trainer, Traktor, Trampolin, Tränen, Trauer, Tratsch, Trauen, Traum, Treppe, ...

Wir hoffen, dass wir Ihnen einen einigermaßen übersichtlichen Einblick in das Phänomen „Schluckstörung" geben konnten. Ihr Hausarzt oder Neurologe wird Ihnen weitere Fragen beantworten. Falls Sie oder Ihr Angehöriger eine Schluckstörung haben, so können Sie über Ihren HNO-Arzt, den Neurologen oder Hausarzt eine Heilmittelverordnung für eine logopädische Therapie beziehen.
Auch wir stehen Ihnen gerne für weitere Informationen zur Verfügung.

Mit Wünschen zur besten Gesundheit
Michaela Grau

LITERATURQUELLEN

Schluckstörungen
G. Bartolome und H. Schröter-Morasch
3. Auflage

Neurogene Dysphagien
W. Herbst
4. Überarb. Auflage

WEITERFÜHRENDE LITERATUR

Dysphagie - Schluckstörungen nach Schlaganfall und Schädel-Hirn-Trauma (SHT)
Herbst-Rietschel, W.
Schulz-Kirchner Verlag Idstein 2002

Die Therapie des Facio-oralen Trakts
Nusser-Müller-Busch, R.
Springer Verlag Heidelberg 2007